ニューロ
テクノロジー

最新脳科学が
未来のビジネスを生み出す

茨木拓也
IBARAKI TAKUYA

技術評論社

NEURO
TECHNOLOGY
BUSINESS FRONTIER WHERE
MIND MEETS MACHINES

免責

商標、登録商標について

はじめに

この本をとってくれたあなたは、「脳科学」や「ニューロテクノロジー」と聞いて、どんな期待やイメージがあるでしょうか。

「感性や感情が脳波ですべてわかっちゃうんでしょ？」
「私の子どもには○○という教育法を施しているけど、それって正しいの？」
「脳科学って、ヒトを洗脳する悪どい科学者たちの胡散臭い学問なんじゃないの？」

「脳科学の応用を仕事にしている」と人に言うと、高頻度でこのようなことを聞かれるのですが、ごめんなさい。本書は、そうした期待に答えることを目的としていません。もし脳に関しての知的好奇心をくすぐるトリビアや、学術的な知識を知りたければ、そのような一般書や専門書は多く出ているのでぜひそちらを読んでほしいですし、科学を離れたところで興味があるならオカルト雑誌や漫画を読むのもいいかもしれません。

本書で中心に議論するのは、「脳科学がいかに現実社会のビジネスに役に立つか？」という点です。基礎研究の世界で成し遂げられた脳に関する興味深い発見や技術は、まちがいなくビジネスの現場で役に立ったり、新たな事業のタネになることばかりです。
なぜ、そんなことが言えるのか。

「どんな製品にすれば魅力的に思われるか？」
「どんな広告をつくれば人が買ってくれるのか？」
「どんなふうにスキルを身につければいいのか？」
「もっと頭がよくなったり、アイディアを出せるようになりたい！」

ビジネスパーソンや消費者が日々ぶちあたるこういう悩みや願望の種は、じつはすべて脳の情報処理にひもづくものだからです。私たちの脳が、複雑な製品やサービスの情報を、感覚器官を通して認識し、その価値を学習して記憶し、極めて多量の選択肢の中から意思決定をするなど、高度な情報処理を担っているのです。

そして、そういう人間の〝知的な情報処理〟の背景にある計算基盤や情報表現、計算原理を、実験を通して科学的に解き明かそうというのが「脳科学」という学問であり、その技術的応用分野が「ニューロテクノロジー」です。

本書ではさまざまな脳科学の研究事例や技術を紹介していきますが、じつのところを言うと、知識そのものだけでなく、その研究成果を成し遂げるための過程と方法論が大事だと思っています。ヒトの脳は大なり小なり時代とともに変わるでしょうし、知識も技術も更新されます（脳科学の教科書なんてどんどん新版が出ますし、この本の内容だってすぐに古くなるでしょう）。だから、課題にぶつかった時、あなたを解決に導くのは埃のかぶった知識ではなく、「ヒトを科学する」方法自身の可能性が高いと思うのです。なので、読者のあなたには、表層的な知識を得るのではなく、技術や研究が生まれる過程こそが有益なものだと思っていただきたいです。そのために、本書では研究成果や技術が生み出された過程をできるだけ厚く書いています。

さて、この本の著者である私自身の話をすると、お恥ずかしながら脳研究者としてもビジネスマンとしても大したキャリアを積んでいない中途半端な身分です。ただ幸運なことに、「脳科学の応用」というテーマで100件を優に超えるプロジェクトをリーダーとして遂行する機会に恵まれてきました。多様な業界、多様な課題における実務経験（わずかな成功とたくさんの失敗）は、世界広しといえ、ちょっとは自信があります（クライアントのみなさま、すみません……）。

脳科学は、まだまだできないこと、わからないこと、言いきれないことだらけですが「真面目におもしろい」ことをやってきた科学者たちに敬意を表し、その知見や技術を実世界に役立てたいと考えています。そういう私の観点だからこそ伝えられる、脳の魅力とその有用性を少しでもお届けできたらうれしいです。

日々、モノづくり、マーケティング、事業開発など人間を相手にする仕事に悩みながらも熱意をもってがんばっているすべてのビジネスパーソンに、明日からの人間観・仕事観にちょっとでも好影響があることを祈って、本書を捧げます。

ニューロテクノロジー――最新脳科学が未来のビジネスを生み出す〈目次〉

第4章 脳情報を読みとることで見えてくる可能性

第1章
いま、なぜ脳が注目されているのか

NEURO TECHNOLOGY
BUSINESS FRONTIER WHERE MIND MEETS MACHINES

プロローグ

脳科学の発展の先にはこんな未来が待っている？

大学の授業後、父と待ちあわせ、タクシーで祖母が入院している病院に向かう。官僚として働く父は最近、自身が属する総務省の脳情報通信政策課が中心となって起案した「第3世代脳情報通信プロトコル」に関する法案の可決による省庁間連携の対応で大忙しだそうだ。

「厚労省の中には、第3世代に移行する時、考えなきゃいけないセキュリティリスクがわかる奴が1人もいない」なんてクルマの中で嘆いている。

あと、15分くらいで到着できそうだ。先に病院に着いているだろう母に、その旨を伝送する。昔はスマホと呼ばれるモバイル端末を親指でピコピコやっていたらしいが、今は人口の80％程度に普及しているニューロデバイスを通して、送信したい相手と、伝えたい内容を入力する。送信先と伝えたい内容の最終確認が視野の中に映し出されてくるので、私がやらなければならないのは細かい修正と、最終的な送信の判断だけだ。送信、と。

今や巨大市場となったニューロデバイスは、米国のＦａｃｅｂｏｏｋと中国の華為（ファーウェイ）が先行していて、日本メーカーは内部のセンサーモジュールの受託開発のみに甘んじているらしい。研究では昔の日本も進んでいたらしいが、基礎技術の事業化が遅れたのがネックとなってそういう状況に陥り「失われた何十年」が続いてしまった、と昨日配信されたニュースで読んだ。

85歳になる祖母は、10年前、脳機能の定期検診で、軽度の認知症を発症するリスクが検知され、ニューロフィードバックによる認知症予防トレーニングのプログラムに参加してきた。20年ほど前に日本の保険制度が崩壊して以降、自費負担は大きいが効果が高く、就労可能年齢も大幅に伸ばせるため、今では半数近い高齢者が参加している。そのおかげで、祖母も今でもとても聡明なのだが、1か月前、今度は脳梗塞で倒れてしまった。

麻痺が残りかけたが、彼女の趣味の料理ができるように、外骨格ロボットのアシストのもと、手先の運動のリハビリに取り組んでいる。これも、ブレイン・マシン・インターフェース型のリハビリシステムと人工神経接続技術が普及したおかげだ。

病室に入ると、まさに包丁で野菜を切る訓練をしていた。彼女の頭にはリハモードで稼働中のニューロデバイスが見える。

昔の第3次ＡＩブームで、すべてをＡＩやロボットに代替させても人類は意外と幸福にならないことを学んでから、今の脳情報化社会が進んだ。要するに、人間は効率が多少悪くたって自分の肉体と精神を使うこと、成長していくことが好きなのだ。だから今、「人間の仕事を代替する」なんて技術にはだれも見向きもしない。ダイバーシティ&インクルージョン。人間として生まれたら、個性・障害・年齢が尊重され、だれもが努力してスキルを身につけ、ともに社会を支えあうために技術はある――多くの先進国ではそう考えられているし、脳研究もその方向で加速している。

病室を後にして、両親と自宅に帰る。かくいう私自身も医大に通う女子大生で、明日からの実習が憂鬱だ。明日の実習先は……っと。学内のイントラニューロネットに接続する。本人認証はブレインプリントと呼ばれる、私に固有の脳波信号の特徴に基づかれておこなわれ、ログインされる。同じ班のメンバーに尋ねると、「明日は脳情」と返ってきた。昔は「精神科」とか「心療内科」という科があったらしいが、今は「脳情報診療科」に統合されて、うつ病や発達障害、統合失調症、認知症の予防・診断・治療がその中心領域だ。

自宅に帰ってしばらくすると、自動車会社に勤める兄が、こちらのほうで飲み会があったらしく、酔っぱらって帰ってきた。自動車会社の研究開発部門にいる彼は、たまに会うと仕事のことをよく話す。ユーザーにより、満足してもらうための仕様設計は、21世紀の初頭まで、WEBアンケートという手法で「どんな商品がほしいか」という主観にもとづいてニーズを把握していたらしい。でも今は、仮想化された各市場のユーザーの脳に、車の内装や制御などさまざまなパラメーターで評価させ、最適なものへとどんどんチューニングしていくらしい。兄いわく、いろんなアイディアを試せるようになり、完全自動運転のファミリーカーからスポーティなタイプまで、商品の多様性が広がったんだそうだ。

そういう個人の価値観に関する脳の情報処理を利用する製品開発のアプローチは、欧州を中心に、一時期は個人情報の保護の観点でもめていたが、仮想化する技術が進んだことで一気に加速したらしい。エルメスも、昔は新商品の開発にあたって、選ばれた数人の重要顧客を集めたテストマーケティングをしていたらしいが、今はターゲット市場ごとの仮想脳に切り替えて、次に発売するバッグのデザイン案を無数のアイディアから選別しているそうだ。そういえば食品や飲料のメーカーも、最近は味覚・嗅覚の仮想脳モデルをつかってテーラード商品を自宅まで届けるサービスを開始していて、我が家にもたまに届いている。

兄の話を聞きながら、1年生のころ教養科目でとった「技術史」の授業を思い出した。人間が自らの身体的制約を超えた能力を持つために、テクノロジーは進化してきた。たとえば、顕微鏡や望遠鏡をつくったり、脚の代わりに新幹線や自動車をつくったり、記憶と知識をインターネット上に外部ストレージとして蓄積したり、能力拡張と利便性への飽くなき探究心があったと。そして、人類は「第5次産業革命」ともいわれた脳情報通信技術の発達を迎えたわけだが、そのルーツとなる基礎技術はだいたい2020年前後に生まれ、発展していったらしい。

そろそろ寝ないと、明日起きられない。ニューロデバイスのアクチュエーター機能を快眠モードに設定し、私は瞬時に眠りに落ちた。

いきなり三文SF小説を読まされて「なんだ」と思う人もいるかもしれませんが、本書で紹介する基礎神経科学の技術とビジネスが融合した先にある、十分ありえる未来の姿です。このストーリーに出てきた要素技術の1つ1つの萌芽となる研究が存在し、あなたもその技術を作ったり普及させたり、はたまた規制する立場になるかもしれません。

だれも脳・神経の問題から逃れられない

脳は私たちに最も近くて最も遠い存在

「脳」は、私たちにとって最も身近で、最も遠い存在です。こうやって文章を読んだり、世界を見たりしている「自分」という存在を成り立たせる臓器ながら、手や足と違って実物を見ることはできませんよね。しかも、普段あたりまえのように機能してくれているためか、「脳さんいつもありがとう」と感謝されることも稀です。

悲しいかな、恋愛でも、モノでも、そして臓器でも、大事なものは失われてはじめて認識される場合が多いですよね。世界各国において、脳・神経に関連する病気で国民1人あたりの生命がどれだけ失われているかを「日数」で計算してみると、「抑うつ」の比重が非常に高く、「認知症」による影響がこの15年で2倍近くに増加している国も多いです※。

日本社会においても、若年層は発達障害や行動障害、青年期は不安障害、そして老年期は認知症と、あらゆる世代にとって脳・神経関連疾患は健康で生きる期間を減らす重大な要因となっています。

だれであろうと、脳の問題から目をそらせないのです。

※ WHO Health statistics and information systems
http://www.who.int/healthinfo/global_burden_disease/estimates/en/index2.html

米国の巨大企業を中心に、数十～数百億円もの大規模投資が

疾病という観点で脳から逃れられない現状を紹介しましたが、一方でそれはビジネスチャンスといえます。ここ数年で、脳科学を売りにした大規模な投資やベンチャーがとても増えてきています。たとえば、米国の著名な投資家であるイーロン・マスク氏は、2017年にNeuralink（ニューラリンク）というBMI※1デバイス開発企業を立ちあげました。カリフォルニア州で医療研究企業として登録され、すでに神経科学者数名を雇用しているようです。

彼らは、脳で考えたことを言語化せずにダイレクトに伝達できるようにする埋めこみ型チップの開発を通じて、4年後には脳に障害を持ち意思伝達が困難な人向けのシステムを実現させ、8～10年後には一般ユーザー向けに提供することを目指すと豪語しています。将来的には、脳内チップをAIシステムに接続することで人間の能力を増強する構想まで描いています。夢のような話ですが、初期投資額は少なくとも数十億円にのぼると推定され、けっこうガチな感じです※2。

そんなNeuralink、しばらく音沙汰がなかったのですが、2019年7月16日に突如として論文発表と会見をおこない※3、32個もの電極を持つ糸のような〝threads〟と、それを1分間あたり6個も脳に移植できるロボットが開発できたことを報告しました。今のところ報告されているのはネズミが対象の成果ですが、2020年に人を対象とした臨床試験をする方針を表明していて、侵襲型（身体を傷つける）脳計測の実用化と普及が期待されます。

さらにFacebook社も、2017年4月に、非侵襲的な脳計測装置を使用して、スマート

※1　BMI：Brain Machine Interface。
詳細は第4章で述べますが、脳の情報を読みとって機械とリンクする技術です。
※2　https://www.rt.com/usa/401052-elon-musk-neuralink-funding/
※3　Musk, E. (2019). An integrated brain-machine interface platform with thousands of channels. BioRxiv.

フォンへの入力の5倍の速さに相当する1分に100ワードの入力ができるようになるBMIを2年以内に開発することを目指すと発表しました。彼らの目指すシステムは、思考を概念として把握し、たとえば日本語で思考した概念を英語や中国語などほかの言語で出力もできるようです。また、皮膚から脳に直接情報を入力するシステムの開発も発表していて、こちらも投資額は数十～数百億円の規模となる見通しです[※1]。

これもしばらく音沙汰がなかったのですが、2019年7月に資金援助先のUCSFの研究グループが新たな脳情報の解読技術を発表しました[※2]。具体的には、治療のために皮質脳波電極を埋めこんでいる3人の患者の協力を得て、「部屋はどんな感じ?」「どの楽器が聴きたい?」という質問に「明るい」とか「暑い」とか「ギター」とか何を回答するかその内容を解読する中で、まず「質問」を聴いている時の脳活動から「質問内容」を解読し、「答え」が何かを推定するのに利用して精度を上げました(たとえば「楽器」に関する質問っぽいと判断したら、答えは「ギター」とか「ピアノ」の可能性が高いと推定)。「おいおい、非侵襲でやるんじゃないのかよ」という疑問はいったん置いておいて、アルゴリズム自体は非侵襲にも転用できる有用なものだと思います。さらに彼らは、9月末にコロンビア大の神経科学者たちが創設したCTRL-labs社という、AR/VRのインターフェースとして利用可能なリストバンド型の非侵襲インタフェースを作る会社を5億ドル～と見られる規模で買収しました[※3]。たしかに、コントローラーで操作するよりイケてる感じがします。

中国も負けていません。2019世界ロボット大会で天津大学のグループが開発したBMIは、脳波を使い691・55バイト/min(1アルファベット/0・413秒)を達成しましたが、それ

※1 https://forbesjapan.com/articles/detail/11906
※2 Moses, D. A., Leonard, M. K., Makin, J. G., & Chang, E. F. (2019). Real-time decoding of question-and-answer speech dialogue using human cortical activity. Nature Communications,
※3 https://www.bbc.com/news/technology-49812689

は普通の人がスマホに入力する速度（６００バイト／ｍｉｎ）を超えたということです[※1]。はじめの発表内容だけを見ているとまだ時間がかかりそうなＳＦ夢物語ですが、確実に成果を出してきています。それに、彼らがそれだけの投資をして成果を積み重ねるのは、人間の脳、そして機械、コンピュータとの関係性が変化していくことを見据えてでしょう。このままいくと、この分野でも日本はとり残されるコースになりそうで、ちょっと心配です。

世界的に神経科学の研究が進んでいる

そういった投資が進む背景には、ベースとなる神経科学の基礎研究が進んでいるといえます。多くの神経科学研究では成果が論文としてまとめられるので、その傾向から神経科学がどんな現状かを紹介しましょう。

２０１４年に、エルゼビア社という科学出版社が発表した「Brain Science：Mapping the Landscape of Brain」という調査レポート[※2]では、２００９年から２０１３年までの期間に掲載された約２００万件におよぶ脳と神経科学に関する研究論文を調査しました。

まずわかったのが、５年間で１７９万件の論文が脳と神経科学の研究を扱っており、同期間に全世界で発表された論文のおよそ16％を占めているということです。なかなかの割合ですね。

２０１３年に発行された論文の70％以上が欧州の諸国と米国の研究者によるもので、論文の発行数が多い上位５か国は、米国、英国、中国、ドイツ、日本となっていました（日本は今はもっと下

※1　https://www.afpbb.com/articles/-/3235760?cx_part=search
※2　欧州委員会、欧州神経科学会議（FENS）、ヒューマン・ブレイン・プロジェクト（HBP）、カブリ財団、および理化学研究所脳科学総合研究センター（当時）から情報を得てエルゼビアが実施。
https://www.elsevier.com/_data/assets/pdf_file/0004/53455/ElsevierBrainScienceReport2014-web.pdf

がっていそうです）。研究発表の件数とシェアの伸び率という点で中国は抜きん出ており、それぞれ11・6％と7・5％に達していました（そういった成長率はもちろん日本が最低です〈泣〉）。

さらに、神経学分野の研究がもたらす影響度を相対被引用度（ＦＷＣＩ：Field-Weighted Citation Impact）という指標で測ってみたところ、1・14と、ほかのすべての学問領域の世界平均を14％上回る頻度で引用されていました。脳科学は、他分野に比べてインパクトの大きい領域だと言えそうです。

また興味深いのは、米国で発行された国外の研究者との共同執筆による論文の相対被引用度（ＦＷＣＩ）は、単一の研究機関内の研究者の共同執筆による論文と比べると56％以上も上回っていたことです。国際的な協調プロジェクトが大きな成果を生む傾向にあるようです。そして、脳と神経科学に携わる研究者の約60％が、解剖学、認知科学、コンピュータ科学、心理学、および倫理学という分野を横断する形で論文を発表していることで、やはり学際的な領域であります。

以上は基礎研究としての神経科学分野の特徴でしたが、さらに特筆すべき点は、欧米を中心に、ビジネススクールでも「消費者神経科学」をカリキュラムとして扱うところが２０１４年の時点で30か所もあることです※。消費者神経科学関連の研究部署を持つ研究機関の例として、カーネギー・メロン大学、コロンビア大学、コペンハーゲン・ビジネススクール、ハーバード・ビジネススクール、ロンドン・ビジネススクール、ＭＩＴ（マサチューセッツ工科大学）、スタンフォード大学、ＵＣＬＡ、カリフォルニア大学バークレー校などが挙げられます。マーケティングなど、ビジネス分野への応用に対する関心の高さが伺えます。残念ながら、日本では脳科学の応用に関する教育機会や情報に接する場は少ないので、本書をその１つの機会とすべく、話を進めていきます。

※ Smidts, A., Hsu, M., Sanfey, A. G., Boksem, M. a. S., Ebstein, R. B., Huettel, S. a., … Yoon, C. (2014). Advancing consumer neuroscience. Marketing Letters

消費者神経科学を扱うビジネススクール※

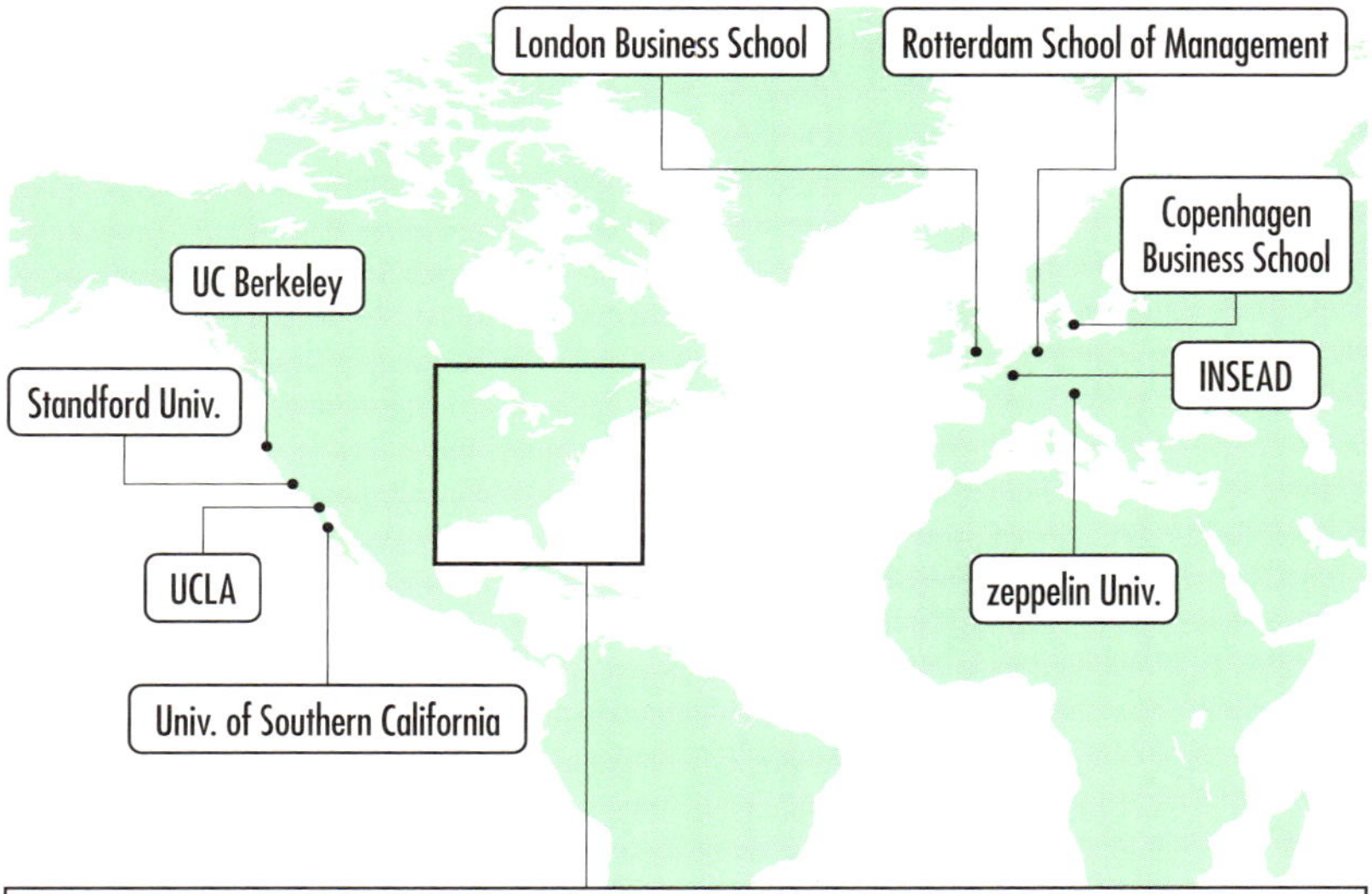

【アメリカ・カナダ東部の消費者神経科学を扱っている大学】

Columbia Univ.
Univ. of Minnesota
Oakland Univ.
Univ. of Tronto
NYU
Harvard Business School
Univ. of South Dakota
Univ. of Iowa
Univ. of Arizona
Univ. of Kentucky
Drexel Univ.
West Virginia Univ.
Univ. of MIchigan
Wharton School of Business
Univ. of Akron
Temple Univ.
MIT
Duke Univ.
North Carolina State Univ
Carnegie Mellon
Iowa State Univ.

※ A. Smidts et al., 2014, "Advancing consumer neuroscience," Mark. Lett.

脳科学の知識と方法論を学ぶことはビジネス上でも有益

この本の主旨は、脳科学そのものではなく、脳科学のビジネスへの応用可能性を紹介することです。脳科学の応用というと、「技術」自体を事業にしていくほうに目が向きがちですが、私は、そもそも脳科学の「知識」や「方法論」を学ぶこと自体が、ビジネスをやっていくうえで有益だと考えています。いくつかの観点から、そのメリットについて私の考えを紹介します。

顧客が意識上・言葉で説明している情報は(ビジネス上)十分でないことに気づく

多くの企業は、消費者に選んでもらえるように、製品の中身や広告に多大なコストを払っています。そこで知りたいのは、「どうすれば選んでもらえるか」「なぜ選んだのか」といった情報です。

古典的には、そうした課題はアンケートやインタビューで何とか情報を得て、優れた「マーケター」と呼ばれるような人がそれを解きほぐし、企画に反映させることが普通の企業でおこなわれているでしょう。ただ、自分で一番最近買ったものを思い出してほしいのですが、それを買った理由を説明できるでしょうか？　そして、それは本当に正しい理由でしょうか？

こんな実験があります※。男性被験者を実験室に呼んで、女性の顔写真を2枚提示し「どちらが好みか？」と尋ねます。その後、選んだほうの女性の写真を手元に渡して、さらに「なぜ選んだのか？　どういうところが好きか？」と尋ねます。

これだと、ただの被験者の女性の好みを調べるような実験に思われそうですが、この実験にはひねくれているところがあります。じつは、実験者がマジシャンで、被験者が選んだあと、手元に渡す際にわざと選んでないほうの顔写真を渡すのです。

「えっ、こっちは選んでないです」と言いそうなものですが、じつに9割程度の被験者は、差し替えられた直後にその事実に気づけないという結果になりました。これは「選択盲」と呼ばれ、「選んだ」という事実だけでなんとなく好きな理由を答えられてしまう、何なら本当にちょっと好きになってしまうという現象です。ビジネスとしては、「より好まれるためには『選ばれる』プロセスを入れると有効そうだ」という示唆はあるのですが、それ以上に問題なのは「『選択理由』を意識のうえ、言葉で聞いても、それは真の理由ではなさそう」という事実です。

「アンケートどおりに製品を改良したのにうまくいかない！」と怒ったことのある方。どうか許してあげてください。消費者やアンケートモニターの人たちも、決して悪意を持って嘘をついているわけではないのです。「なにに、どのくらい価値を感じて選んだか」といった情報は、意識に表出させ、さらに言葉として伝えるのが難しいのです。

では、どうすればいいのか。脳を見ることが、そのヒントになるかもしれません。

※ Johansson, P., Hall, L., Sikstrom, S., & Olsson, A. (2005). Failure to Detect Mismatches Between Intention and Outcome in a Simple Decision Task. Science

2012年に発表された論文ですが※、被験者に脳をfMRIでスキャンしながら、無名のインディーズバンドなどの曲を何曲も聞いてもらい、好ましさを最高☆5つでレイティングしてもらいました。実験から3年後の売上枚数を見てみると、残念ながら被験者のレイティングと相関はまったくありませんでした。一方で、脳の「側坐核」という価値をコードしていると言われている脳の領域の活動強度は、売上と（微弱ながら）相関していました。

意識のうえでの音楽の評点は、マーケット全体の成功を予測するものではない。けれど、脳に表現されている情報を見れば、「アウトオブサンプル」つまり被験者の枠を超えて、社会集団全体の価値表現（曲の売上）を予測できるかもしれない。

ここに1つ、脳科学の価値がありそうです。つまり、意識はできない、言葉にはできないけど、購買行動に影響を与える価値表現というか情報表現が潜在的には脳にあり、それを定量的に理解するツールという側面です。

そもそも、サイエンスとして「被験者がこう言っていました」だけでは客観性に欠けるので、潜在的な脳の情報処理をも含めた形で、各種行動・神経データを利用するアプローチ自体が、ビジネス、特にユーザーの製品評価やニーズ調査においても推奨されるべきと考えています。

こういう消費者の潜在的な価値評価プロセスを脳計測などで評価しようとする分野は「ニューロマーケティング」だとか「コンシューマーニューロサイエンス（消費者神経科学）」と言われています。

※Berns, G. S., & Moore, S. E. (2012). A neural predictor of cultural popularity. Journal of Consumer Psychology

消費者は悪意のないうそつき？※

“選択盲”の実験内容

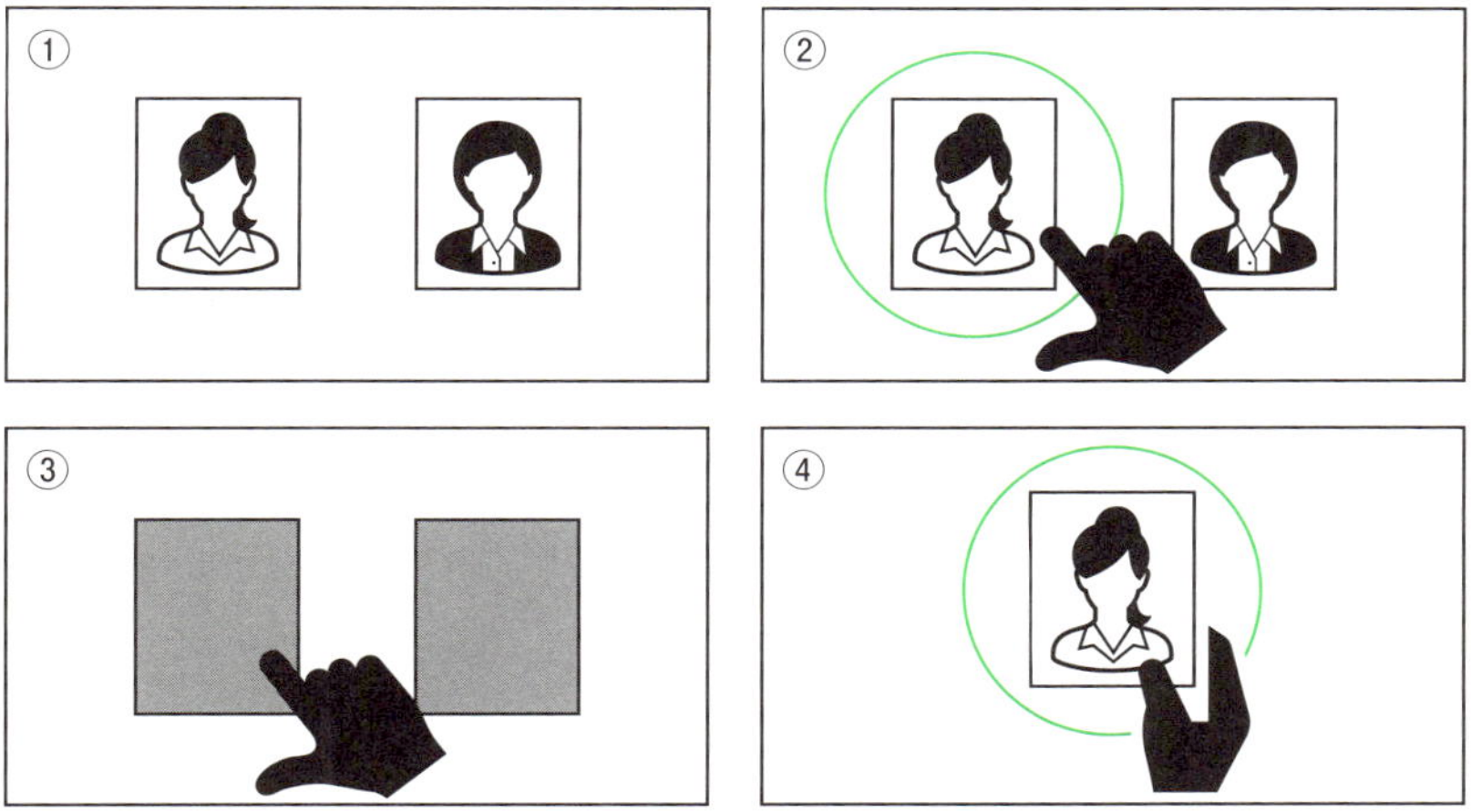

被験者が、どちらか好きなほうの顔を選択すると、
選択しなかったほうに差し替えられた写真を受け取らされる。

実験結果

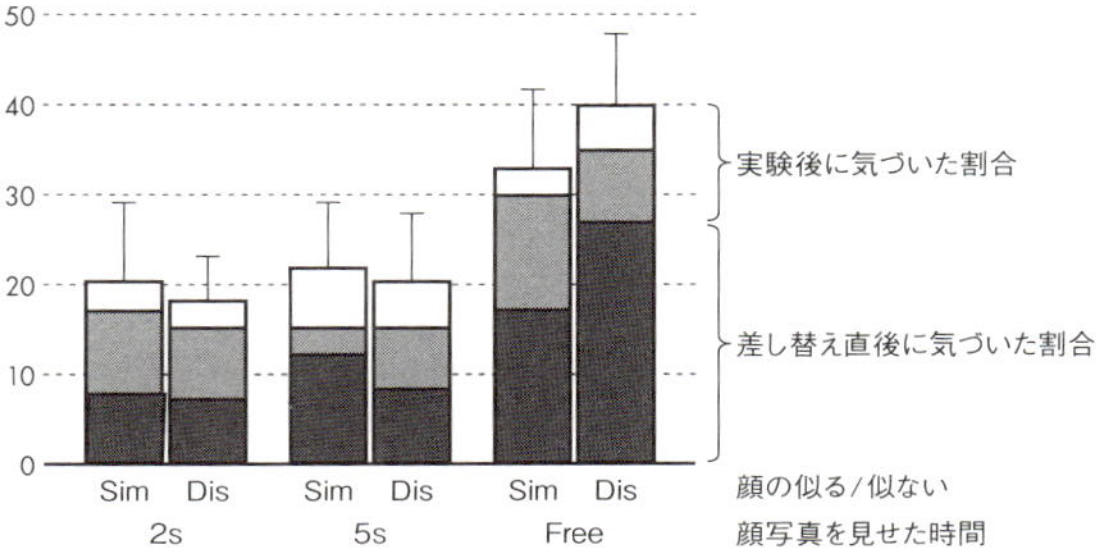

差し替えられた試行の直後では、13%の人しか差し替えられたことに気づけず、
なぜその顔を選んだのかを語り始める。

※ Johansson, Petter, Lars Hall, Sverker Sikstrom, and Andreas Olsson. 2005. "Failure to Detect Mismatches Between Intention and Outcome in a Simple Decision Task." Science

脳は「意識・言葉」よりも「売り」を予測できる?※

「好き」と言う曲と、無意識で「買いたい」と感じる曲は違う。

【実験】MRIの中で音楽を視聴、その後、主観評価する

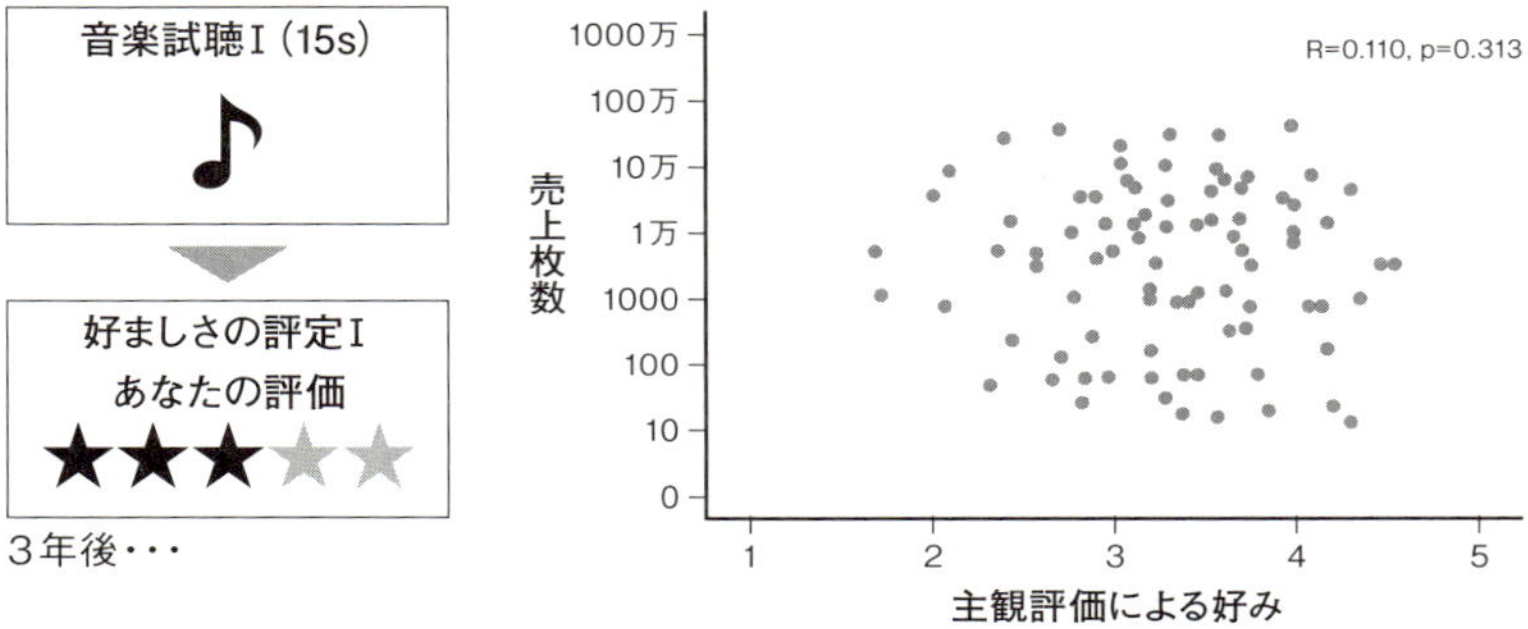

主観的な好ましさの評定値と実際のセールスは相関を示さなかった。

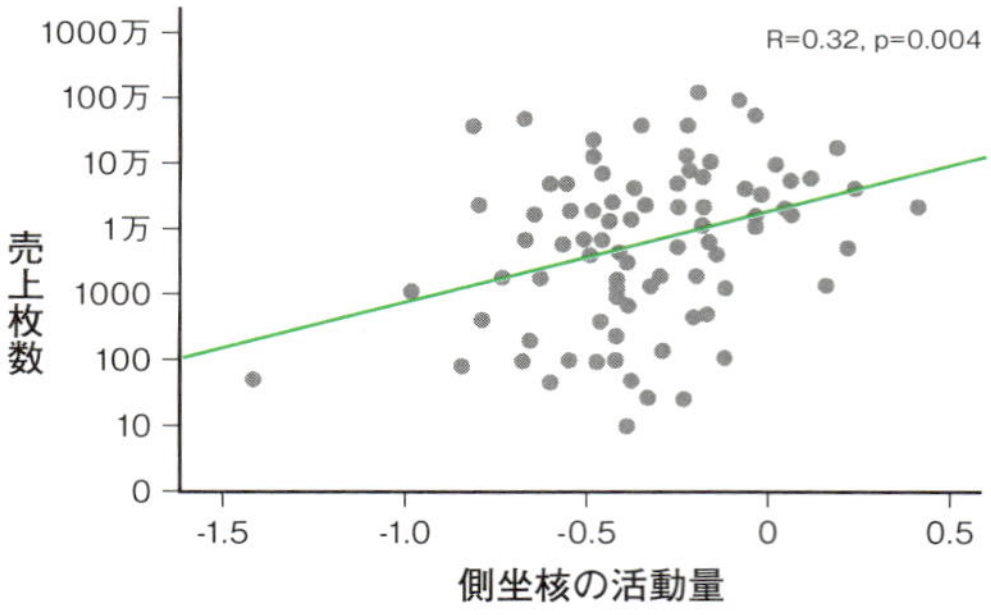

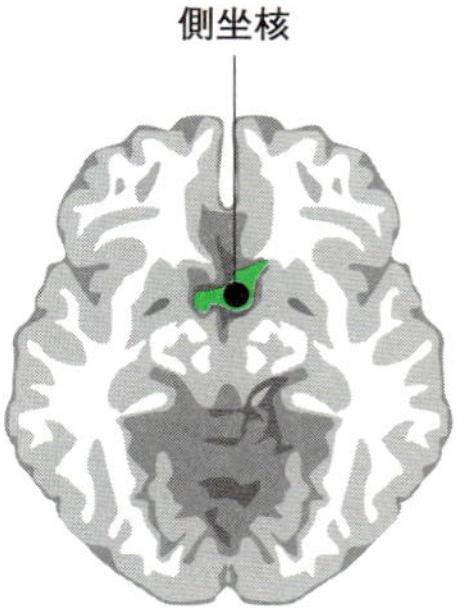

一方で、側坐核(脳の報酬系の一部)の活動からは
実際の売上を予測できることを示した。

※Berns & Moore (2012) を基に作成

「ふわっとした概念」を科学的アプローチで解決できるようになる

ビジネスの世界では、よく抽象的な概念が出てきます。「乗り心地のいいクルマを作ろう」「従業員のやる気を上げよう」みたいな感じです。そんなお題を偉い人たちから与えられて、現場の人は困ってしまうわけです。

「乗り心地（やる気）ってなんやねん。そんなん定義もないし、人それぞれだし。無理！」

そんな悩みを抱えていたら、脳科学が多少は救いになるかもしれません。そういった一見抽象的に見える概念を、ココロ、そして脳の情報処理に落としこんでメカニズムを知ろうというのが、脳科学の得意なところです。

たとえば、「幸福」を考えてみましょう。英国のグループが2014年に発表した研究※では、まず、「幸福」を「金銭的に得をした時に感じる主観的な幸福感」と定義しました。実験では、被験者にギャンブルゲームをしてもらい、得をしたり損をしたりしながら、毎回「今どのくらい幸せ？」と回答してもらいます。

「なんだ、結局は主観で、全然科学的じゃないじゃないか」という声が聞こえてきそうですが、「そもそも、幸福感なんてものは主観的にしか定義できないから、それでいいじゃないか。むしろ、その幸福感を規定する脳の計算原理を知りたい」というのがこの研究の主題です。

※Rutledge, R. B., Skandali, N., Dayan, P., & Dolan, R. J. (2014). A computational and neural model of momentary subjective well-being.Proceedings of the National Academy of Sciences, 111(33), 12252-12257.

それでなにがわかったかというと、私たちの幸福感を左右するのは、稼いでいって蓄積された金額ではなく、「報酬予測誤差」だったことです。報酬予測誤差は、これまで儲かったり、損したりすることを通して得られた「期待値」に対して、今回のギャンブルの「結果」がどうだったかという差分です。ずっと儲かっていると期待値は上がっていくので、たとえば「0・5ポンドはもらえそうだぞ」となっている時に0・2ポンドしかもらえなかったら、報酬予測誤差は0・2－0・5＝－0・3ポンドとなるわけです。そうすると、せっかく儲かっても「あまり幸せではない」と人間は思うようです。

この結果は、実験室で20名程度でやっても、ギャンブルゲームをスマホアプリ化して2万人に配ってやっても同じでした。報酬・ポイントが増えていっても、結果として、報酬予測誤差がマイナスだったら被験者の幸福感は減ってしまっていたということです。

同様の現象で、どんなに年収が上がっても、その絶対値よりは「1年前と比べてどうだったか」のほうが、その人の幸福感を説明することも知られています※（ちょっとでも年収が減るとものすごく不幸になる＝損失忌避的傾向）。

このように、「幸福」という一見つかみどころがなさそうな概念を、「期待値と結果の誤差計算」と置き換えると、科学として成立して、応用も見えてきます。その背景にあるのは、「脳は変化や期待との誤差」の検出を処理していることを明らかにした心理学・基礎研究の成果です。思えば、私たちは絶対的な速度は感じられませんよね。感じることができたら、飛行機に乗った時なんかに、恐怖でヤバいことになります。〝加速度〟を耳の中にある前庭系のセンサーで感知しているわけです。この変化や差に敏感なのは、ほかの状況でもあてはまりそうです。たとえば視覚は、少しずつしか

※Boyce, C. J., Wood, A. M., Banks, J., Clark, A. E., & Brown, G. D. A. (2013). Money, well-being, and loss aversion: does an income loss have a greater effect on well-being than an equivalent income gain? Psychological Science

変化しない画像のどこが変わったかはわからないし、シンデレラが「毎日少しずつ苦労して、10年かけてようやく舞踏会に出れるようになりました」ではストーリーになりません。いきなり（加速度的に・予想を超えて）状況が変わるから、注意を惹くわけです。

抽象的な概念を脳の計算に落としこめると、実社会に応用できる可能性が見えてきます。たとえば、うつ病は著しく幸福感が低くなってしまう気分障害の一種ですが、この幸福計算モデルを使うと説明ができそうだと言われています※。どういうことかというと、期待値を学習するにあたって「学習率」というものがあって、次のように仮定します。

●正の学習率＝いいことがあった時に、それを期待値向上に反映する効率
●負の学習率＝嫌なことがあった時に、期待値を下げる効率

ふつうの人は、だいたいその学習率のバランスがいいので、日常の小さないいことや小さな嫌なことで期待値がいい感じに上下して、幸福感を感じられるようになります。一方、うつ病の人は「負の学習率」が低い可能性があって、嫌なことがあっても期待値を下げられない。期待値が下げられないと、日常のちょっとしたいい出来事にも報酬予測誤差がマイナスになってしまうので、結果として幸せを感じられなくなってしまう。これが続くと、いわゆる「抑うつ状態」になってしまうのではないか——そんな仮説です。

もちろん、まだ証明はされていませんが、「幸福」の計算原理がわかれば、それに関わる病態解明や、治療（学習率を変えるような薬や行動療法が期待されます）に向かっていけるわけです。

※Eldar, E., Rutledge, R. B., Dolan, R. J., & Niv, Y. (2015). Mood as Representation of Momentum. Trends in Cognitive Sciences

こういうアプローチは、「計算論的精神医学※」として最近注目を集めていますが、実際のビジネスで有効です。たとえば、「乗り心地」は「運転意図（期待）と車両レスポンスの誤差」と仮定できるかもしれませんし、「社員のやる気」も「社員の持っている能力と与えられている仕事の誤差」で説明できるかもしれません。

「抽象度の高い概念を計測できるようにして、その影響要因を定量化する」

これが、脳科学を導入するもう1つのメリットと考えます。

ヒトの心や行動に関する科学的なリテラシーを持てるようになる

事業をするうえで、ユーザー、従業員、自分自身など、人間と関わることは欠かせません（企画・生産・消費まですべてがロボットになっている産業は、私が知る限りではまだありません）。そこで、ヒトを正しく知り、その知識なり技術なりを正しく使っていくことが重要です。誤った知識や方法論では、ユーザーや従業員を不幸に陥れてしまうリスクがあるからです。

そのためには何が求められるかというと、「科学的なリテラシー」ではないかと思っています。脳科学ももちろん「科学」の1分野なので、脳科学を学ぶことを通して、ビジネスでも有用な科学的価値観を身につけられるのは大きなメリットだと感じます。具体的には、以下のような事項です。

※ Montague, P. R., Dolan, R. J., Friston, K. J., & Dayan, P. (2012). Computational psychiatry. Trends in Cognitive Sciences

不幸の脳科学　～「うつ病」の仮説的な計算メカニズム※

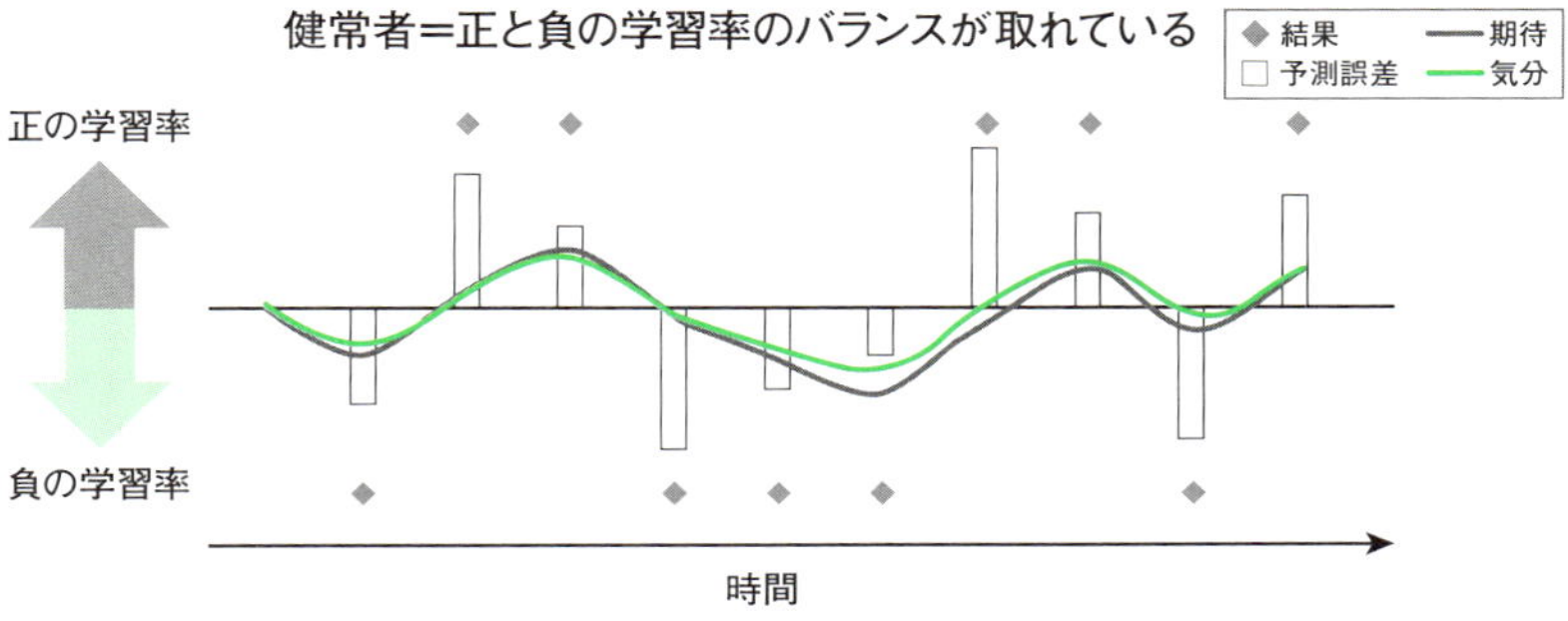

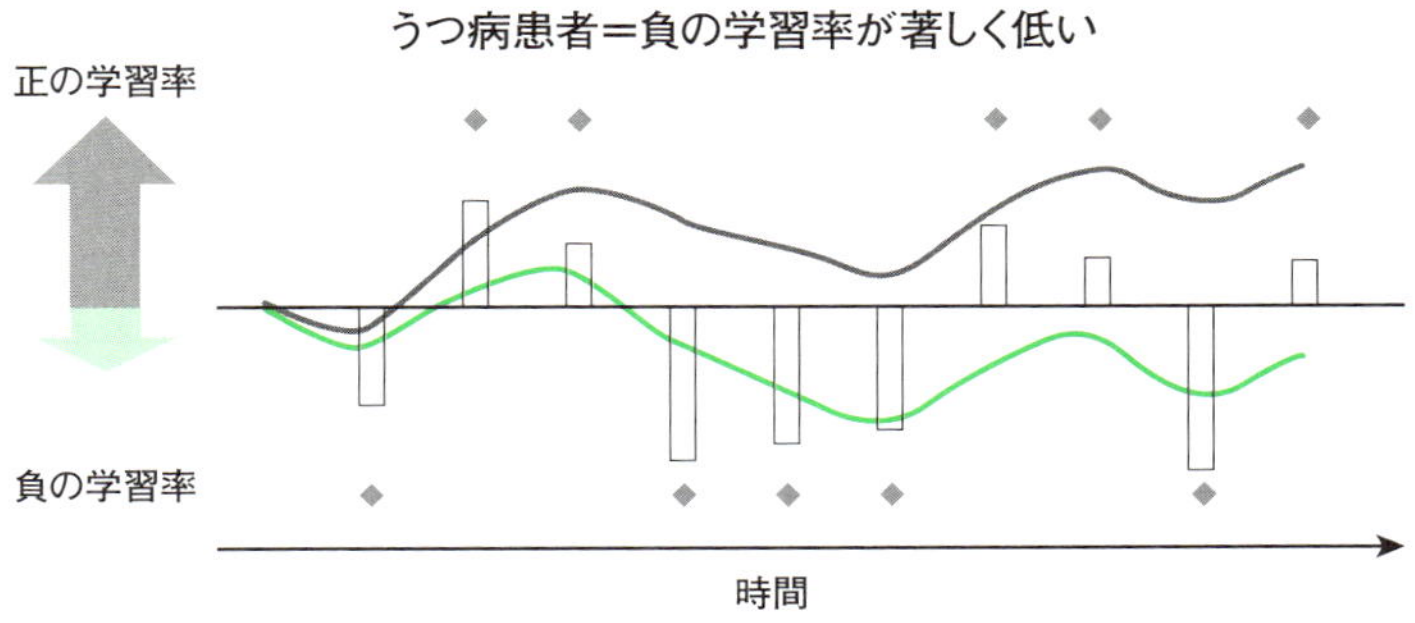

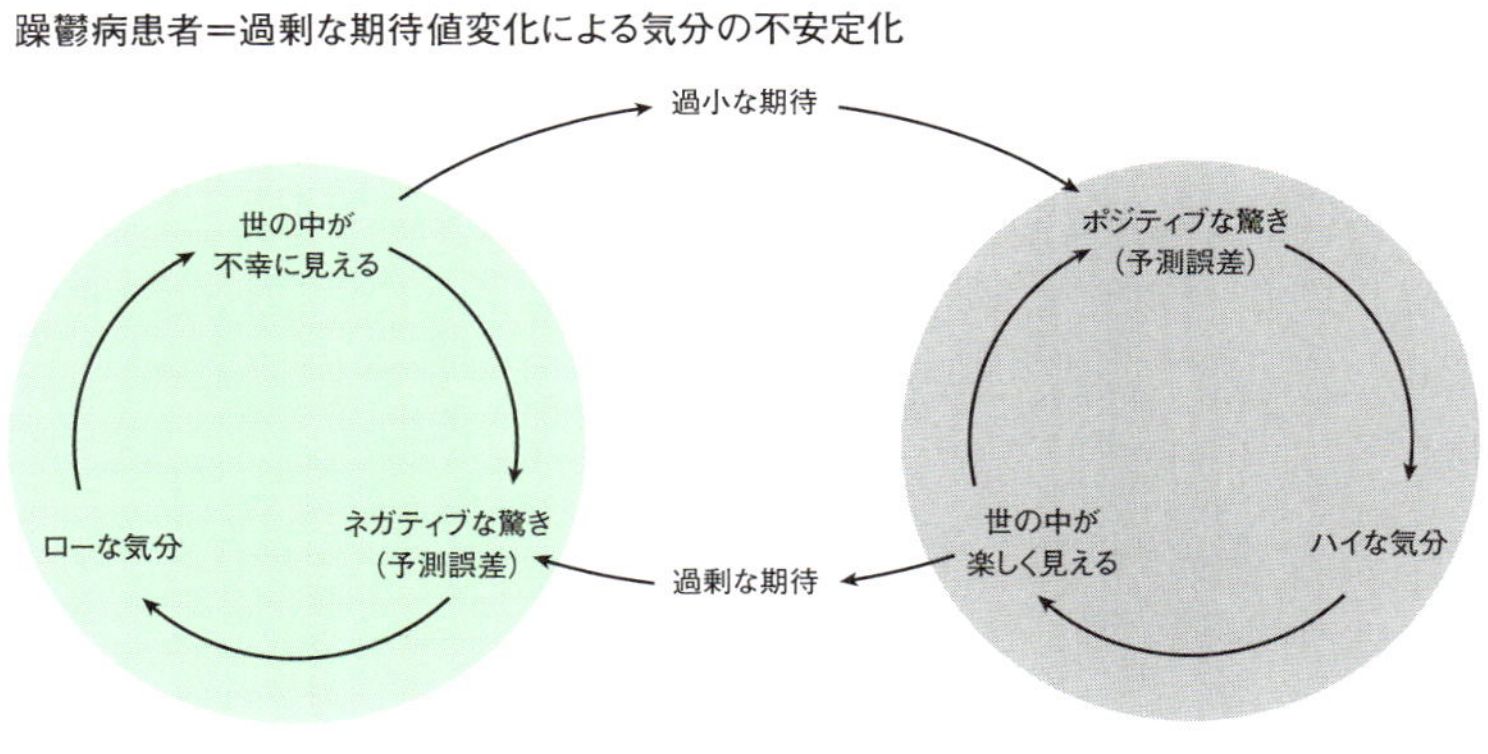

※Eldar et al.（2015）を基に作成

1. 再現性の確保

→ある1回だけうまくいっても、それを再現できなければ汎用的な施策ではない

（そんな施策に投資すべきでない）

2. 因果と相関の分離と原因の特定

→偽相関にだまされないよう、「何によってもたらされた効果か」を検証する

（そうしないと、役に立たない対象に出費を続けることになる）

3. 抽象的な概念や指標を多くの人が納得する形で定義

→「ユーザーが興味がある反応をしている」場合に、「興味」とはどのような指標で、どう行動・機能的意義があるのかを見極める

特に、因果のところは大事です。私がよく大学などに呼ばれておこなう講義で紹介する事例をお話ししましょう。

女性のWHR（ウエストとヒップの比率、つまり〝くびれ〟）は、男性から見た女性の「魅力」にかなり関わっていることがわかっていました※。WHOのレポートでは、WHRを0・8以下に抑えるのが望ましいとされていて、それ以上は婦人科系の疾患のリスクが高くなることが知られています。そういう背景もあって、性選択の観点からも「男性はWHRを女性の魅力要因の1つにしているのでは」と言われていたわけです。ちなみに、WHRは0・7くらいが一番魅力的と評価され、

※ Singh, D., Dixson, B. J., Jessop, T. S., Morgan, B., & Dixson, A. F. (2010). Cross-cultural consensus for waist-hip ratio and women' s attractiveness. Evolution and Human Behavior,

参考までに芸能人でいうと石原さとみさんが0・85です。黒澤かずこさんが0・71、

ただし、WHRが低い人は「顔がかわいい」とか「肌がきれい」といった要因と相関していて、必ずしもくびれ自体が魅力に因果的に作用しているとはいえない可能性もあります。

WHRが魅力に因果的に関わっているかを調べたければどうするか。答えは、「介入」です。つまり、肌も顔も同じ条件で、くびれだけ作って魅力が上がれば、WHRは魅力の「因」であると高い確度で主張できます。実際、そんな研究をした人たちがいて※、脂肪吸引手術をする女性に協力してもらい、その前後の写真を男性被験者に見せると、男性の魅力の評点は上がり、脳の報酬系も活動することがわかっています。

こういったアプローチを実験的におこなって「因果」を推定することにより、「因」をターゲットに、よりよい製品なりサービスなりを作っていけるわけです。

※Platek, S. M., & Singh, D. (2010). Optimal waist-to-hip ratios in women activate neural reward centers in men. PLoS ONE,

「WHR」と「魅力」は相関か因果か※

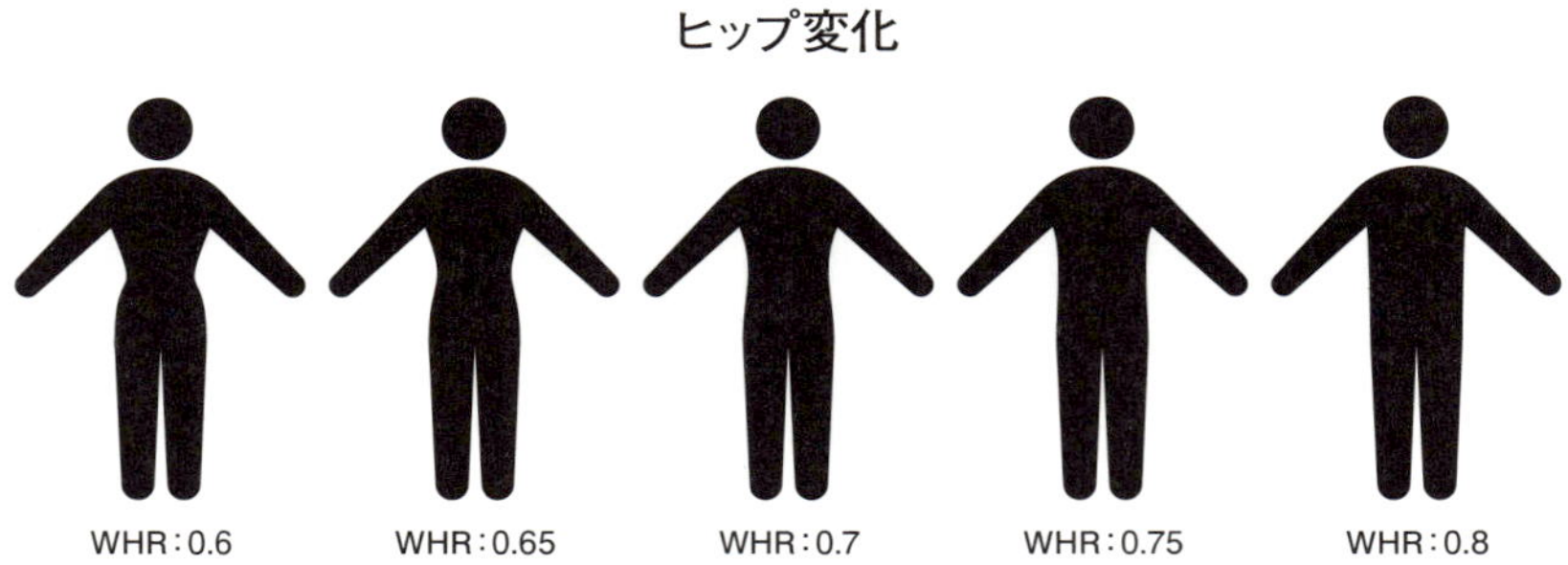

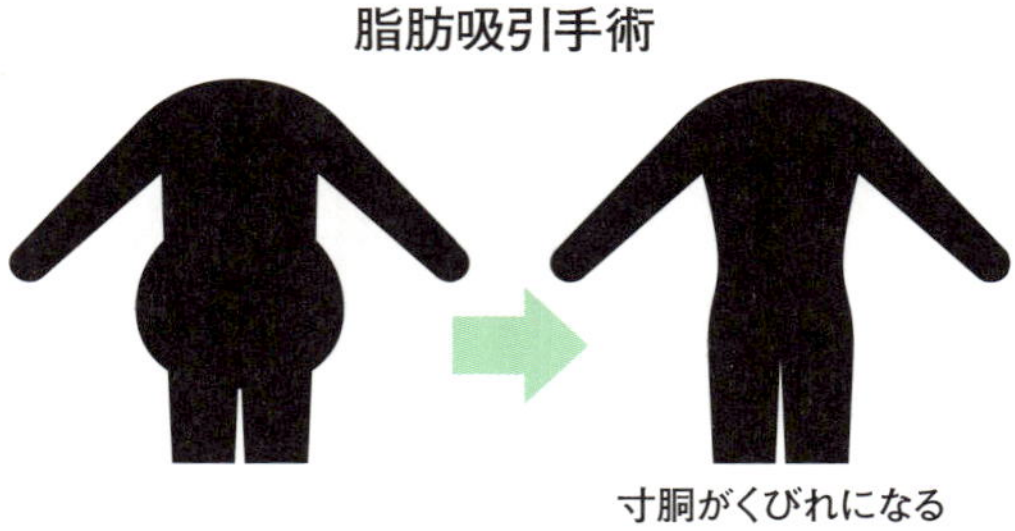

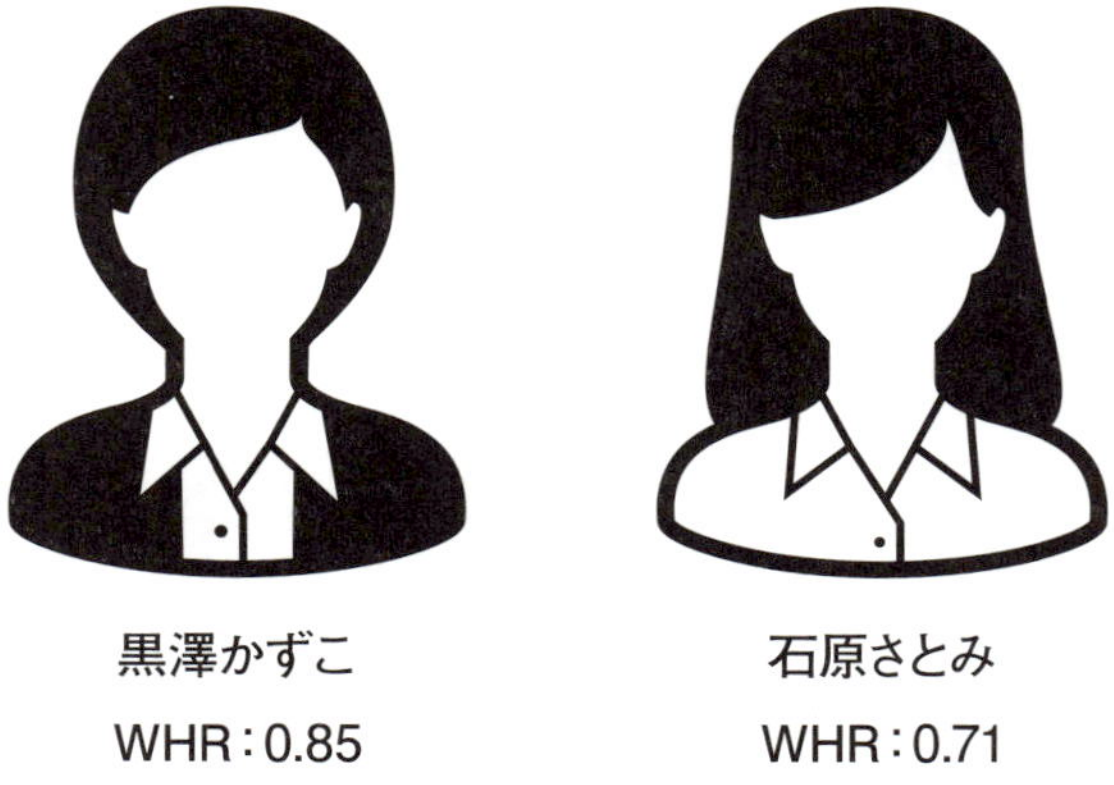

※ https://yurheecho.wordpress.com/2013/02/26/feminine-beauty-and-hip-to-waist-ratio/

脳科学の応用とターゲット領域

「脳科学」という言葉は国際的にはあまり使われない

なぜ脳科学がビジネスに有用たりえるのかをつらつらと述べてきましたが、具体的にはどんな分野に応用できるのでしょうか。私は、脳科学を応用する学問分野を「応用脳科学」と呼んでいますが、「応用脳科学学会」や「応用脳科学ジャーナル」などはまだ存在せず、アカデミアで確立されている分野ではありません。

そもそも、「脳科学」という言葉自体があまり国際的には使われません。Ｎｅｕｒｏｓｃｉｅｎｃｅ（＝神経科学）と呼ぶのが通常です。では、なぜ応用脳科学という言葉を使っているかというと、神経科学に加え、行動科学・心理科学・認知科学などヒトのココロの情報処理を扱う幅広い学問と、さらに工学や情報科学、コンピュータサイエンスやＩＣＴなどかなり学際的な領域を融合して実社会に応用することを（私自身が）志向しているので、そういう学際的なニュアンスがある〝脳科学〟の応用というのがしっくりくるからです。

よく心理学・行動科学の知見なんかを脳科学の話として話すと、ネットで「それは脳科学じゃない」とか「脳を測ってないくせに脳科学とか言うな」と叩かれるのですが、決して脳を測るだけが能ではありません。表出される行動だけを見てもある程度は脳内の計算過程を推測できるわけで、「ヒトの脳の情報処理を科学的に理解することを通して社会に役立てることを志向する学問＝応用脳科学」くらいに思っていただきたいと思います。

ただ、文句を言う人たちにも一理あります。日本では心理学科が文系に位置づけられていて、文学部などにあるので（かくいう私も文学部心理学科出身ですし）、「心理学＝心を病んだヒトのカウンセリングなんかをしたい人たちが集まる文系の学問」という認識が強くなってしまっているという事情があります。「臨床心理学」と呼ばれるそれらの領域は、哲学や精神分析学から派生している経緯もあり、アプローチとしても文系寄りのところはありますが、あくまで心理学の「1分野」です。むしろ、心理学研究の量的観点でメジャーなのは、「認知科学」など、ゴリゴリの「サイエンス」です。ほかの科学先進国では、日本の心理学科に相当する学部は、「心理科学部」「認知神経科学部」など、明確に理系・自然科学の1分野として確立されています。

心理学＝文系という認識が日本企業の人事の人たちにも多いので、心理学出身の人も文系就職のようになってしまうのですが、ちょっともったいないと思います。ヒトのココロを科学する手法を真面目に研究してきた学生は、商品の研究開発などで活躍する余地がもっとあるのでは、とよく思います（今の日本企業のそれらのポジションに心理学出身の人を見ることは少ないです）。

さまざまな分野の「知見」「方法論」「技術」を実社会に応用していく

話が心理学に逸れてしまいました。脳科学の基盤となるのはもちろん神経科学なわけですが、神経科学といっても、ミクロからマクロまで非常に幅広い分野です。そもそも、人間を研究対象としている人たちはめちゃくちゃ少ないです。モデル動物を使って、神経細胞に発現するタンパク質やニューロンそのものの働きを研究する分子細胞生物学的なアプローチは神経科学の王道ですし、非常に多くの研究者がいます。ニューロンが集まれば、機能を持って感覚や運動を実現するので、視覚や運動を研究領域とする人もいます。少し高度な処理としては、注意や情動を研究している人もいれば、脳がたくさんある環境での脳の働き＝社会的意思決定を研究している人もいます。

こうした分野の科学的な「知見」「方法論」「技術」を、実社会における研究開発や人材育成・組織マネジメント、インターフェース開発、マーケティング分野、最近では脳の情報処理にもとづく人工知能の設計に応用していく――それが、応用脳科学です。

「知見」の応用

これは、その名のとおりです。たとえば「人間の脳は極端にめんどくさがりで、現状維持をしたがることがわかっているから、何か新しい選択をさせたい時はその選択をはじめからデフォルトの選択肢にしてしまおう」というように、脳・心理学の研究知見をもとに、それを実社会や実ビジネスに汎化させる方法論です。ただ、ここで「そういう人間の現状維持には脳の〝視床下核〟という場所が関わっている」という知見があったところで、直接介入するわけではないので、脳の知見まではいらない場合も多いかもしれません。

●「方法論」の応用

これは、さまざまな実験条件を設定し、因果関係に迫っていく脳科学的アプローチを実際の製品開発や広告宣伝に使おうというものです。たとえば、新しいビールを出す時に、「さまざまな香味特性条件で被験者に飲用してもらい、最も選択されたものに含まれていた香味成分をまずいビールにも入れたら好まれるようになった」のような、実験にもとづいた製品設計をするような場合です。ここでも、必ずしも「その香味成分を提示すると、脳の側坐核が反応した」といった脳のデータが必要なわけではありません。「選択された」という行動の結果のほうが、機能的な意義のある指標だからです。ただ、状況証拠を増やせるという価値はあります。

この派生として、脳科学のデータを製品の価値づけに利用する例もたまに見ますね。

「この製品を使ったら、脳の○○野の血流が増えました」
「あの製品を使ったら、脳波の○○波の成分が増えました」

といったものです。ただ、「○○野の血流が増えた」「脳波の○○波」が増えたからといって、それが「いいこと」につながるとはかぎりません。ほかにも、認知や行動をしっかり記録しておいて（たとえば、従来の製品と評価したい製品の間で、「記憶」などの課題成績を比較する）、それに関連した「神経生物学的基盤である脳もこんな違いがあった」と示せれば、さながら裁判の証拠提出の多さが陪審員を納得させるように訴求力を持つという側面があります。

研究の世界でも、同じようなことが起きています。たとえば、行動経済学という分野は、人間の

応用脳科学の全体像

応用先の事業ドメイン

研究開発

- 脳のメカニズムに基づいた製品設計・開発・評価
- 脳・行動特性に基づいたサービス開発

インターフェース／コミュニケーション

- コンピュータと人間のインターフェース（BCI）
- 機械・ロボットと人間のインターフェース（BMI）
- 脳と脳のインタフェース（Brain2Brain Interface）

人材育成・組織マネジメント

- 個人の特性に基づいた教育・研修
- 従業員のストレスマネジメントや生産性向上

マーケティング

- 広告などマーケティングコミュニケーションの最適化
- 消費者の購買現場（小売店頭）の設計・改善
- 価格設定／需要予測

医療・ヘルスケア

- 認知症予防・気分障害（うつ）・精神神経疾患などの診断と治療・リハビリ・機能回復・機能代替（BMI）
- 脳科学に基づく健康行動誘発

人工知能

- 多層ニューラルネット
- 脳型コンピュータ（ニューロモーフィックチップ）

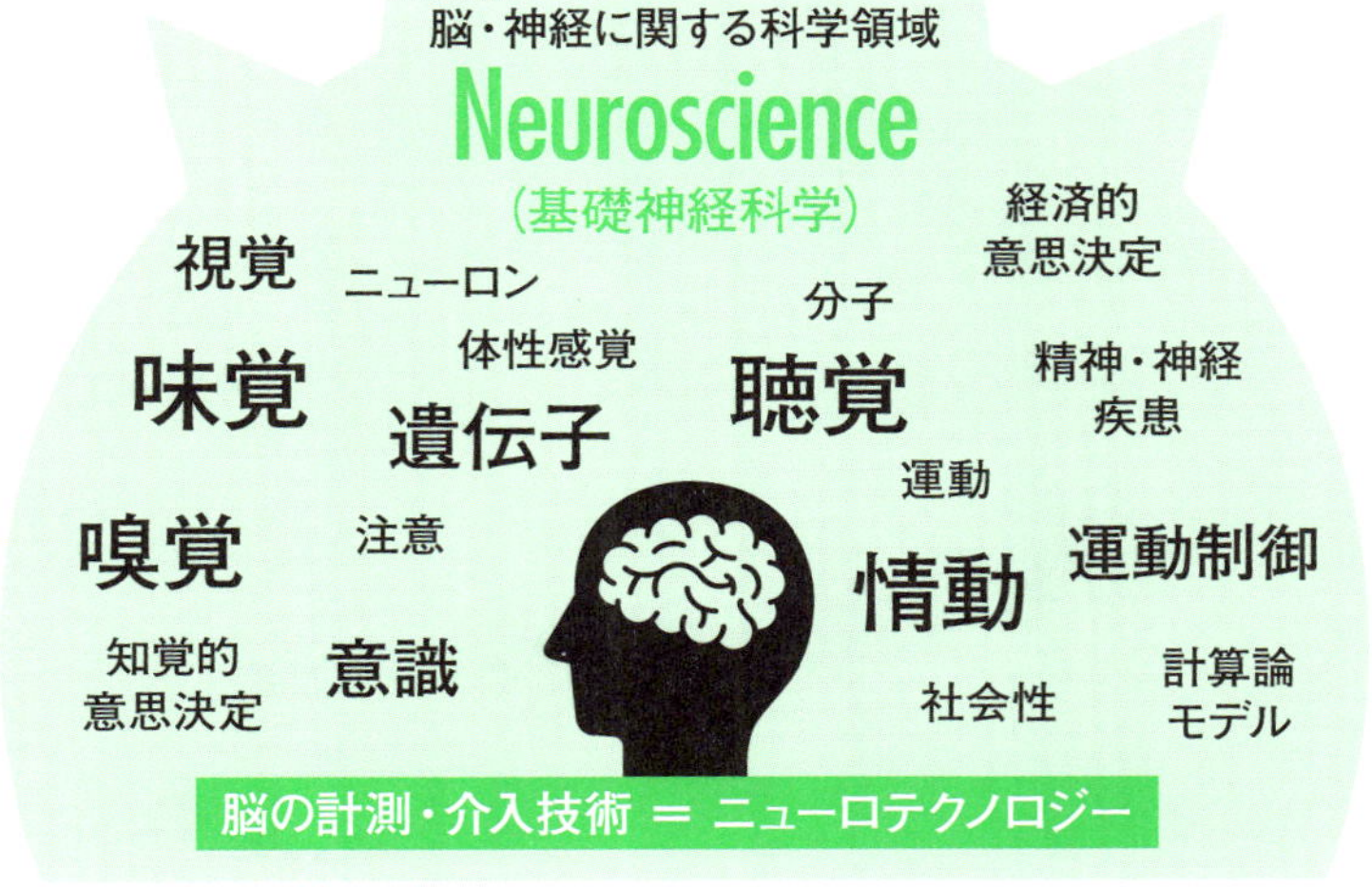

非合理的な経済意思決定の処理様式をモデルベースで理解しようとする学問ですが、従来は「行動」つまり何らかのギャンブルゲームのようなものをしてもらい、人間の報酬量や儲かったり損したりする確率、報酬がもらえるまでの時間をどう処理しているかを推定していました。しかし、最近になって出てきた「神経経済学」は、こうした人間の意思決定の情報処理が脳のどんな機序（脳のどの部位が、どんな情動表現を担ったり、領域間で総合作用しながら意思決定という行動を実現しているのか）を明らかにしようというものです。こうした神経学的証拠と行動的証拠が相互に補完することで、「人間の経済的意思決定プロセスのメカニズム」についての知見の確からしさが上がっていきます。

「技術」の応用

知見や方法論の応用に留まらず、直接的に脳に関する「技術」の応用に絞ったドメインは「ニューロテクノロジー」と呼ばれています。ＯＥＣＤ（経済協力開発機構）は、「ニューロテクノロジーは、エレクトロニクスとエンジニアリングの人の神経システムへの適用」と２００６年の時点の報告書で述べています※。

比較的新しい分野で、領域の定義もまだ固まっていませんが、私はだいたい以下のように捉えています。

1. 脳の情報処理の異常、つまり気分障害や認知症に代表されるような脳神経関連疾患を未然に防いだり、悪くなったものをよくする、あるいは代替する技術（健常者が気分を変調したい

※OECD　情報技術アウトルック　2006年版、日本語要約　http://www.oecd.org/internet/ieconomy/37823085.pdf

時や睡眠効率をよくするための技術も含む）

2. マーケティングで、ユーザーにより満足してもらうために、脳を実際に測定したり、脳の製品価値を感じるモデルを構築して、製品・広告などを評価改善する技術

3. ヒューマン・マシン・インターフェイスの1形態として、脳と外部デバイス（スマホやクルマ）を接続し、操作や情報提示をする技術

4. 人間同士のコミュニケーション技術（ブレイン―ブレインインターフェースなど）

5. 能力の拡張・補完技術（視覚障碍者向けの人工視覚デバイス、赤外線センサーの情報を直接脳に入力するデバイス、3本目・4本目のロボットアームを操作するデバイス、ニューロフィードバックによるスキル獲得など）

6. 人工知能に〝数億年かけて地球上で生き残るためにチューニングされた〟私たちの脳の情報処理様式を応用する技術

まだまだ応用先は見えてくるとは思いますが、今のところそんなところだろうと思います。

次章以降、最新の脳科学の成果にもとづいて、実際のビジネスへの応用可能性をいっしょに考え

ていきましょう。

第2章
脳を知るための基礎の基礎

NEURO
TECHNOLOGY
BUSINESS FRONTIER WHERE
MIND MEETS MACHINES

私たちの脳は、複雑な世界を認識し、運動計画をたて、価値を学習し、極めて多量の選択肢の中から意思決定し、思考し、創造的なひらめきをもたらす……など高度な情報処理を担う臓器です。その情報表現は、大脳皮質に150億程度存在すると推定されている※1神経細胞「ニューロン」が担っています。デジタルの世界では情報を半導体素子の2進数として表現しますが、脳はニューロンの発火※2頻度やシナプスのウェイト※3などで処理をしています。

「高度な情報処理」と言いましたが、無理やりそれを「知性」と言い換えると、人間の知性には必ずその計算基盤であったり、計算原理が存在するはずです。それらを解き明かそうとしているのが、脳科学（や計算論的神経科学）と呼ばれる学問分野なわけです。最近流行の「人工知能」という言葉は、基本的にそうした「知的」な人間の情報処理を計算機に実装することを指すものです。

近年のこうした学問分野の発展の背景にあるのは、私たち人間の「ココロ」が表現されている脳情報とその計算原理、思い切った言い方をすると「自分とは何か」を知りたい人類の強い動機の帰結だと感じています。

「ココロとは何かを知りたい」という欲は、哲学から心理学まで脈々と受け継がれてきた経緯もあります。本章では、歴史もふり返りながら「応用脳科学」を概観します。

※1　von Bartheld, C. S., Bahney, J. & Herculano-Houzel, S. The search for true numbers of neurons and glial cells in the human brain: A review of 150 years of cell counting. J. Comp. Neurol. 524, 3865-3895 (2016).
※2　神経細胞が興奮し、次のニューロンに信号を伝えること。
※3　ニューロン間の伝達効率。

人間の「ココロ」を知ろうとする人類の歴史

「ココロ」の問題を扱うにあたって大事なのは、「ココロ」以外の「モノ」との関係です。「自分」以外のモノといってもいいかもしれません。具体的には、我々の生きているこの物理世界であったり、自分自身の身体であったりしますが、これは実際のビジネスに活用するにあたって非常に重要な観点です。なぜならば、企業が事業活動で創り出すのは、製品だったりサービスだったり、「モノ（やコト）」の世界の価値だからです。どういう商品やサービスのデザインが消費者の「ココロ」に「もっとほしい」と思わせるのか知りたいというのは、言い換えれば「ココロとモノの関係を知りたい」ことと同義です。こうしたモノとココロの関係は、遡れば古代ギリシャの時代からヒトの興味の対象であったのですが、遡りすぎると辛いので、近代哲学あたりから見てみましょう。

近代哲学者はココロとモノをどのように捉えたか

17世紀あたりから栄えた近代西洋哲学において、心とモノの関係を考えていた代表的な哲学者がデカルト（1596年～1650年）です。彼は、有名な「我思う、故に我あり※」で「自分の実

※ラテン語で「コギト・エルゴ・スム」といいます。

態が存在しなくても、自分が考えているその意識は存在する。考えていること事態がその証明である」と考えました。自分を含めた世界のすべてが虚偽だとしても、まさにそのように疑っている意識作用が確実であるならば、そのように意識しているところの「我」だけはその存在を疑いえない。「自分は本当は存在しないのではないか?」と疑っている自分自身の存在は否定できない。「自分はなぜここにあるのか」と考えること自体が、自分の存在する証明である、とする命題です。

これは、実体二元論、あるいは心身二元論ともいわれ、「『モノ』と『ココロ』は互いに独立して存在しうるもの」という考えが根底にあります。彼は、脳の「松果体」が、「魂のありか」として、精神と物質が相互作用する場であると考えていました。もちろん、現代科学では否定されています。

●ライプニッツ

デカルトの考えに批判的だったのが、デカルトの次世代のドイツの代表的な数学者・哲学者であるライプニッツ（1646年～1716年）です。彼は「神の予定調和で、ココロと体の間の相互関係は、あたかも直接に対応しあっているかのように見えるだけ」という「予定調和説」を唱えました。

彼は、現代でいう「超高性能人工知能」、すなわち「人間のように思考し、ふるまうことできる機械」があったとして、「その機械を風車ほどまで大きくした時、そのなかに入ってまわりを見渡したら、いったい何が見えるだろうか」という思考実験をして、結局、「中を見渡しても人間のココロ・意識に対応するものはないだろう」としています。これは、「どんなに脳科学が進んで、神経細胞の1つ1つの動きを観察できたとしても、ココロの世界は覗けない」「ココロとカラダの関係は、直接対応しているように錯覚しているだけだ」という主張です。

ラプラス

さらに次の世代のラプラス（1749年～1827年）は、有名な「ラプラスの悪魔」という概念を提唱しました。これは、脳の中のすべての原子と運動量を観察する悪魔がいるとすれば、古典力学の法則に従って、人間のあらゆる事象、たとえば「何を好きになるか」「なにを買うか」がすでに決まっている、という考えです。

ガルヴァーニ

これらの時代は、哲学だけではなく、物理学・化学など科学全般の黎明期でもありました。ガルヴァーニ（1737年～1798年）は、カエルの解剖をする時に、2つのメスを入れるとカエルの筋肉が震えるのを発見しました。それまで、筋肉を動かすのは人間の意志だと思われていたわけですが、それが電気[※1]ということを発見したのです。ちなみに、彼の甥のジョバンニ・アルディーニ（1762年～1834年）は、死体へ電気刺激をすることで死者が生き返ったように動く「蘇生実験」を興行としてヨーロッパを回りました。そして、メアリー・シェリーという作家がたまたまその実験を見学し、世界初のSF小説『フランケンシュタイン』の発想を思いついたと言われています[※2]。

※1　「生物電気」と彼は呼びました。
※2　Shultz, D. (2018). Creating a modern monster. Science.

最新研究で、人間の「ココロ」はどこまでわかっているか

彼らの時代から200年経った今、私たちのココロの理解は脳科学の進展とともに大きく飛躍しました。

まず、デカルトは「ココロとモノは別物」と主張していたわけですが、「モノ」である脳※1に留置した電極に電気を流すと、「とにかく困難を乗り越えて何かを達成したい強い意思」を覚えることがわかりました※2。こうした実験に協力してくれるのは、難治性の「てんかん」という病気で検査のために頭蓋骨の中に電極を留置している患者さんです。この患者さんは、電気刺激されている最中に、「よくわからないけど、嵐の中をパンクした車でとにかく遠くまで行きたいと思うような強い動機」を報告しています。こうした強い「意志」なんて、人間の「ココロ」の中でも高度な部類に入ると思いませんか？　そんな「意志」が外部からの物理的な刺激で惹起できるから、「脳は私たちの『ココロ』の生物的・物理的実体である」と多くの脳科学者が考えているわけです。

次に紹介したライプニッツは、人間のようにふるまう風車を覗いても「ココロ」は見えないと主張したわけですが、これはパソコン本体を開けてCPUを眺めてもその計算内容はわからないのと似ています。ココロは何らかの「情報表現プロセス」であると考えて、その表現を解読できれば、ひょっとしたらココロを覗けるかもしれません。実際、fMRIという、脳の機能（ソフト）的な側面をイメージングできる装置が開発されたおかげで、被験者が何かを見ている時に、その脳活動だけでどんな知覚をしているか（つまりココロ）を覗けるようになりました※3。

※1　「前部帯状回」という、左右の前頭葉の内側の部分。
※2　Parvizi, J., Rangarajan, V., Shirer, W. R., Desai, N., & Greicius, M. D. Case Study The Will to Persevere Induced by Electrical Stimulation of the Human Cingulate Gyrus. Neuron (2013).
※3　Shinji Nishimoto, An T. Vu, Thomas Naselaris, Yuval Benjamini, Bin Yu & Jack L. Gallant. Current Biology (2011)

ラプラスはどうでしょうか。残念ながら、量子力学の発展で、現在は「未来をすべて見通すラプラスの悪魔はいない」という話になっていますが、脳の情報を見ればその人の自覚的な意識にちょっと先立ってその人が何をするかが予測できるようになっています。単純なレベルですが、fMRIで脳をスキャンニングすれば、右と左のどちらを選ぶかを本人が「こっち！」と思うおよそ7秒前の脳活動の情報で予測できることが、2008年の段階で報告されています[※1]。つまり、現状の脳科学は「ラプラスの小悪魔」程度の力は持っているといえるかもしれません。

ガルヴァーニは「生物が電気で動く」と主張しましたが、あなたが学校で学んできたとおり、正確には運動神経の電気的な信号が神経終末で化学的な信号（アセチルコリンなど）に変換され、筋繊維の受容体に作用し、さらに細胞内のイオンバランスが変わって骨格筋の収縮がおこなわれています。そして、筋肉をどのように動かして複雑な運動を創り出すかを指令しているのは、中枢、つまり脳です。サルの脳の運動前野という場所に（それ自体では筋肉活動を起こさない程度の）微小な電気刺激をすることで、「つかむ」「腕を伸ばす」といった複雑な運動を引き起こすことができます[※2]。

いかがでしょう。フランケンシュタインの誕生から200年。脳科学は、過去の「人間」に関する常識を打ち破ってきたのです。

※1　Soon et al., Unconscious determinants of free decisions in the human brain. Nature Nuroscience (2008).
※2　Mazurek, K. A. & Schieber, M. H. Injecting Instructions into Premotor Cortex. Neuron (2017).

デカルト以降の哲学者たちの主張と脳科学の現状※

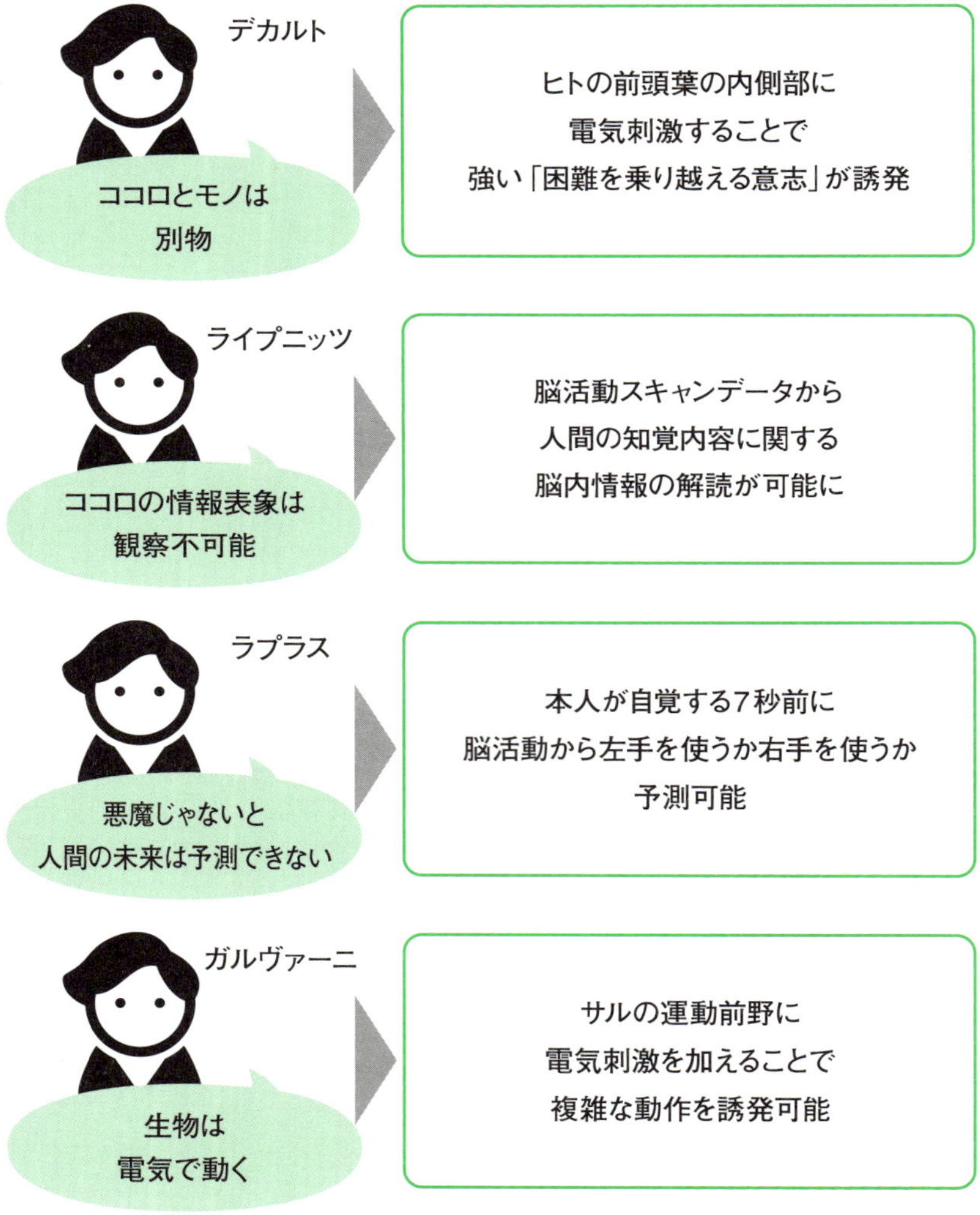
デカルト
ココロとモノは
別物
ヒトの前頭葉の内側部に
電気刺激することで
強い「困難を乗り越える意志」が誘発
ライプニッツ
ココロの情報表象は
観察不可能
脳活動スキャンデータから
人間の知覚内容に関する
脳内情報の解読が可能に
ラプラス
悪魔じゃないと
人間の未来は予測できない
本人が自覚する7秒前に
脳活動から左手を使うか右手を使うか
予測可能
ガルヴァーニ
生物は
電気で動く
サルの運動前野に
電気刺激を加えることで
複雑な動作を誘発可能

※ Parvizi, J., Rangarajan, V., Shirer, W. R., Desai, N., & Greicius, M. D. Case Study The Will to Persevere Induced by Electrical Stimulation of the Human Cingulate Gyrus. Neuron (2013).　Shinji Nishimoto, An T. Vu, Thomas Naselaris, Yuval Benjamini, Bin Yu & Jack L. Gallant. Current Biology (2011).　Soon et al., Unconscious determinants of free decisions in the human brain. Nature Nuroscience (2008).　Mazurek, K. A. & Schieber, M. H. Injecting Instructions into Premotor Cortex.Neuron (2017).

ココロの世界とモノの世界を結びつける科学の誕生

これまで見てきたように、デカルト、ライプニッツ、ラプラスらの思想は高尚なものでしたが、自然科学、つまり観察による実証と反証の土台には上がりませんでした。ココロの働きを科学の土台に載せた最初期の人物が、グスタフ・テオドール・フェヒナー（1801年〜1887年）です。

彼は、実験と得られたデータから、「人間の知覚はおよそ対数で説明できる」ことに気づきました。想像してみてください。左手：1gのおもり（1円玉）と右手：5gのおもり（100円玉）の違いはすぐにわかると思いますが、左手：101gのおもり（100玉20・2枚）と右手：105gのおもり（100円玉21枚）の違いはなかなかわかりづらいと思います。そう、人間の脳は必ずしも、デジタルスケールのように絶対量を知覚できるわけではないのです。

対数にすると「1gと5gの違い」は「100gと400gの違い」に相当します。「0に近いところは敏感で、量が大きくなると鈍感」という人間の知覚を、「心理物理関数」、この場合は対数関数で近似＝モデル化したのです。これは、「ココロとモノの世界を定量的に記述するアプローチの発見」という、これまでにない偉大な成果といえます。

このように、ココロを計量可能として科学の俎上にのせる「精神物理学」をフェヒナーは創始しました。精神物理学は、その後「実験心理学」「脳科学」として、それまでの神による予定調和や二元論を飛び越えた世界でおおいに発展することになります。

そして、その応用も進んでいます。昔はそれこそ「重さ」のような単純な物理量が対象でしたが、人間の知覚はだいたい対数関数で説明できる！

重さ、音圧、（星の）明るさ・・・

心理物理関数

$$E = C\log R$$

E：知覚量　C：定数　R：物理量

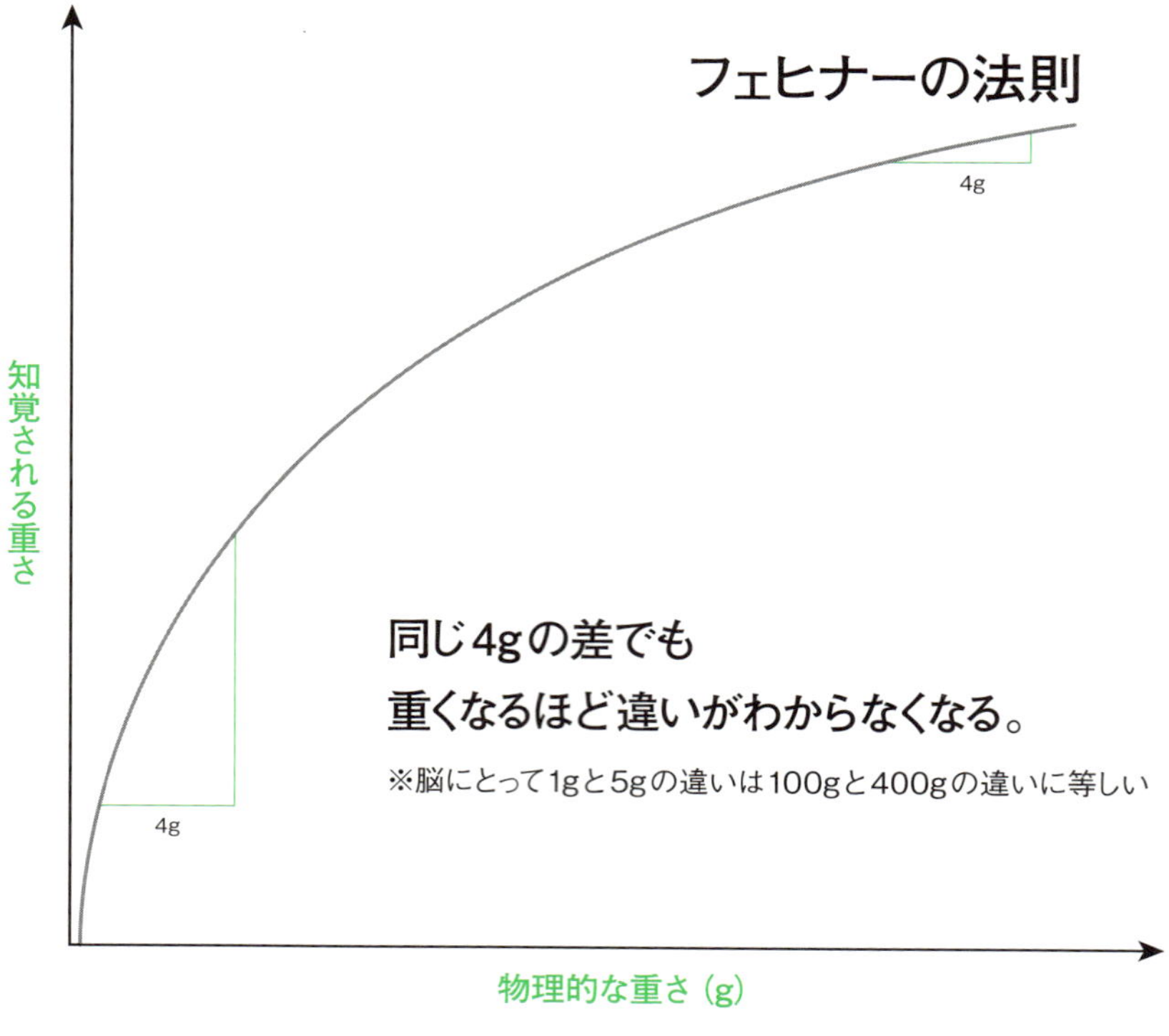

フェヒナーの法則
4g
4g
同じ4gの差でも
重くなるほど違いがわからなくなる。
※脳にとって1gと5gの違いは100gと400gの違いに等しい
知覚される重さ
物理的な重さ（g）

最近の機械学習の著しい進化は、画像や音声・言語に至るまで、私たちの身近な世界のさまざまな情報を「データ」にしてくれます。人間側の情報も、それこそ脳のスキャナーの発達やWEB上の行動ログの増加など、量・質の両面で恐ろしいほどに蓄積できるようになっています。そうした複雑な「モノ」の世界の情報が「ココロ」にどのように影響を与えるかがわかれば、製品やサービス・広告といったビジネスの設計に活かせるようになっていくわけです。

今可能になっているのは多様で複雑な
「モノ」と「ココロ」の世界のモデル化

「脳・ココロ」ー「商品・サービス・広告」間の
マルチモーダル・多次元情報モデリングが可能に

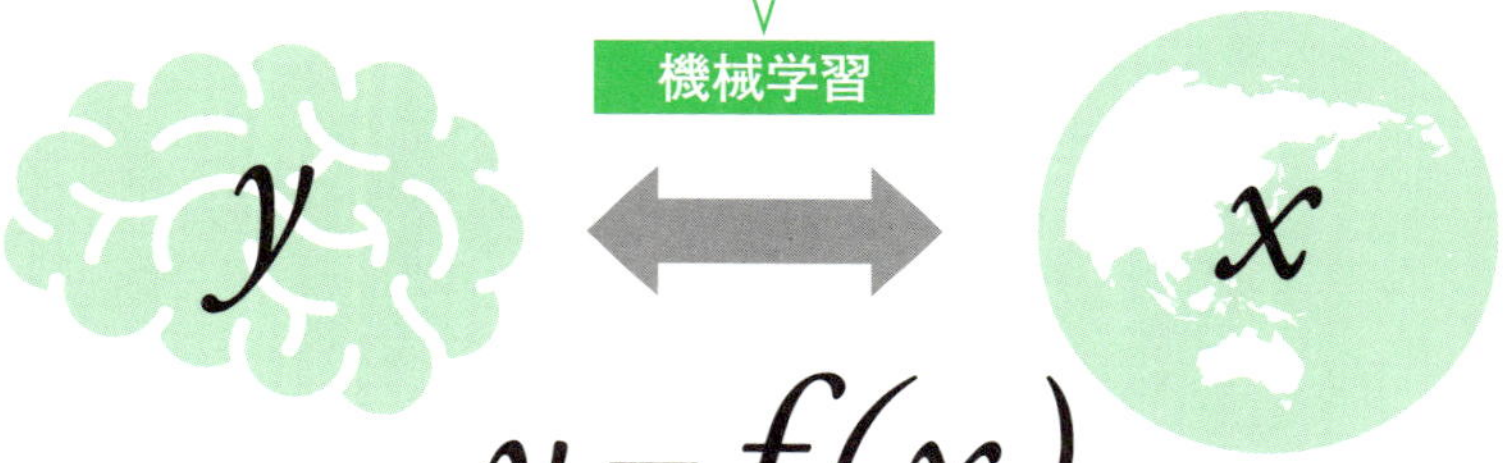

$$y=f(x)$$

精神世界と物理世界を結びつける
情報処理臓器「脳」の理解

ココロに関する情報

昔：人間の重さの知覚
（1次元）

今：人間のさまざまな情報
（超多次元）

例：属性（性別、年齢・・・）：数十次元
日々の購買行動：数十次元
脳の活動：数千次元～
感情：数次元～
生体反応：数十次元～

モノの情報

昔：物理的な重さ
（1次元）

今：物理世界のさまざまな情報
（超多次元）

例：商品デザイン（画像特徴）：数百～数千次元
口コミ（意味特徴ベクトル）：数百次元
TVCM（画像特徴）：数百次元～
車の特性：数十次元～

これまで特徴の定量化が難しかった画像・動画・
言語などが人工知能技術により定量化が可能に

ざっくりわかる脳のしくみ

脳の基本的な知識に関してはほかにもいっぱい良書があるので、それらで勉強してください。ここでは、脳のことをほぼ知らない方向けに、今後の本書の内容を理解しやすくするための超ざっくり話をします。

脳はどのような構造になっているか

まずは、計算処理御臓器である脳のハードウェアの紹介です。基本的に、脳の情報伝達を担う最小単位は神経細胞＝ニューロンです。ニューロンは、次の要素で構成されています。

- ほかの神経細胞からシナプスを介して情報を受けとる「樹状突起」
- 細胞の核が存在し、DNAから細胞機能に必要な多様なタンパク質を生産してくれる核を持つ「細胞体」
- 受けとった情報を、「活動電位」と呼ばれる電気信号によって、シナプスを介して次の細胞に伝

ニューロンの構成要素

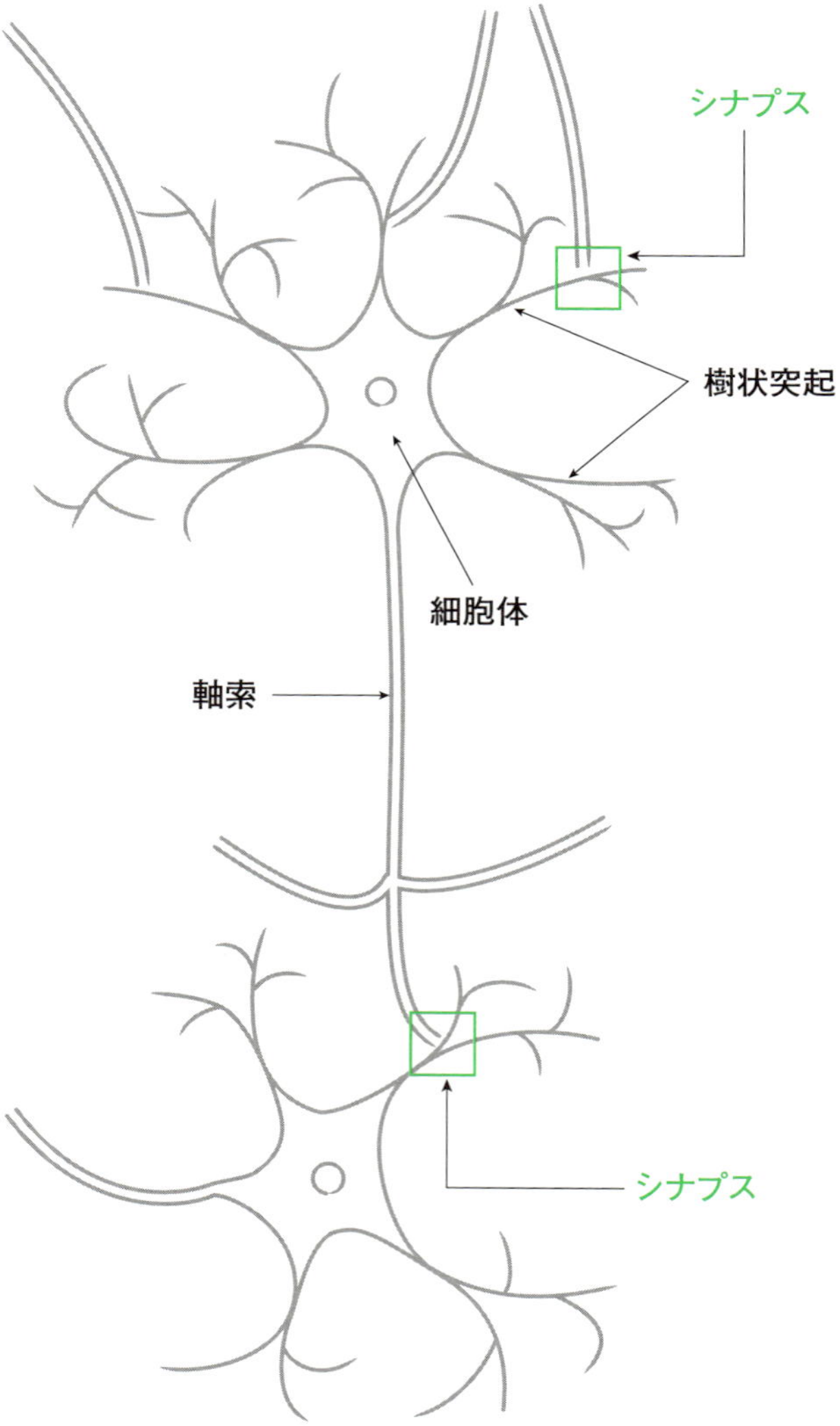

える「軸索」（「ミエリン鞘」という脂質で被膜されたファイバー）

その神経細胞が集まってできているのが脳なわけですが、生物の進化の過程で元々脳があったわけではありません。劇的に進化したのは、5億年くらい前のカンブリア紀だと言われています。そのころ生物が視覚（光を受容して神経細胞の電気信号に変える機構）を手に入れたことで、「餌を見つけて捕食する」「敵の姿を見つけて逃げる」といった「感覚」―「運動」の情報処理の能力が種の生き残りを決め、非常に多様な生物種が誕生しました（カンブリア爆発）。それを担ったのが、感覚神経と運動神経が管状にネットワーク化された「神経管」と呼ばれる構造です。

「結局、私たちも人間もそのころから特に変わっていない」と言ったらがっかりするかもしれませんが、人間を含む脊椎動物（脳と脊髄／頭蓋骨と脊椎を持つ動物）も、次の2つがおもな構成要素です。

1. 世界を感覚し、中枢（脳）に伝える神経）感覚神経（センサー系）
2. 脳から命令を受け、それを筋肉から世界へと伝える運動神経（アクチュエーター系）

どんな動物でも、体の腹側が運動関連で、背中側が感覚系ですが、それは脊髄の断面でも脳でも同じ。脳の真ん中は「中心溝」といいますが、その溝の前側は「一次運動野」という単純な運動を担う領域ですし、後ろ側は「一次体性感覚野」といってこちらもシンプルな触覚を担う領域です。それぞれ、前・後に進んでいくと、「運動前野」や「頭頂葉（の角回や縁上回）」といった、より複雑

どんな生き物でも、脳を含めて神経系は「運動系」が前で「感覚系」が後

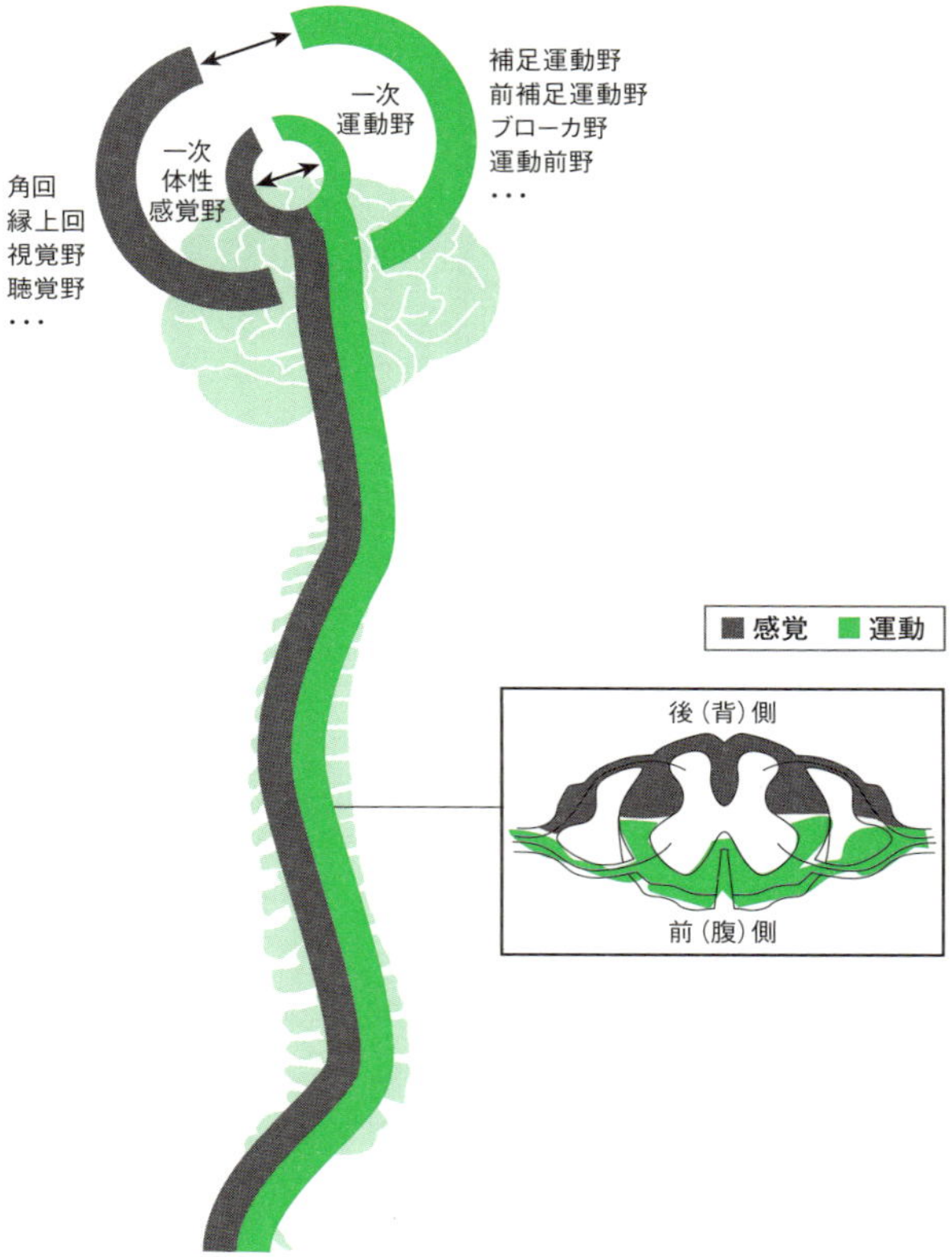

人間を含む脊椎動物（脳と脊髄／頭蓋骨と脊椎を持つ）は、以下がおもな構成要素。

①世界を感覚し、中枢（脳）に伝える神経）感覚神経＝sensory neuron

②脳から命令を受け、それを筋肉から世界へと伝える運動神経

これは脊髄の断面でも脳でも同じ。

人間は感覚→運動の処理が複雑にできるよう前後に大きな脳領域を持っているだけ。

な感覚処理や運動計画を担う領域になっていきます。つまり、脳とは神経管という管が膨らんだ末端で、「たまたま人間はそのふくらみが大きく、感覚―運動の処理が複雑にできるようになっただけ」といえるかもしれません。

膨らんだ部分、つまり脳の表面のしわしわの部分は「大脳新皮質」と呼びます。大脳新皮質は、おもに以下の４つの要素で構成されています。

- **前頭葉**：運動系
- **頭頂葉**：触覚と視覚における空間情報系
- **側頭葉**：聴覚と視覚の認識系
- **後頭葉**：視覚の初期処理系

（対応はざっくりとしたものです）

脳の機能は、先に述べたようなセンサー系とアクチュエーター系だけでなく、記憶の書きこみや情動反応もあり、大脳皮質の内側にある大脳辺縁系に位置する「海馬」や「扁桃体」がそれらを担っています。運動や報酬処理に関連するのは「大脳基底核」で、脳の真ん中あたりにあります。ほかには、「視床」というさまざまな感覚神経が経由する構造体や、「中脳」「小脳」「橋」「延髄」といった運動学習・姿勢制御・生命維持機能など、基礎的な機能に関わる部位が存在します。

大脳新皮質

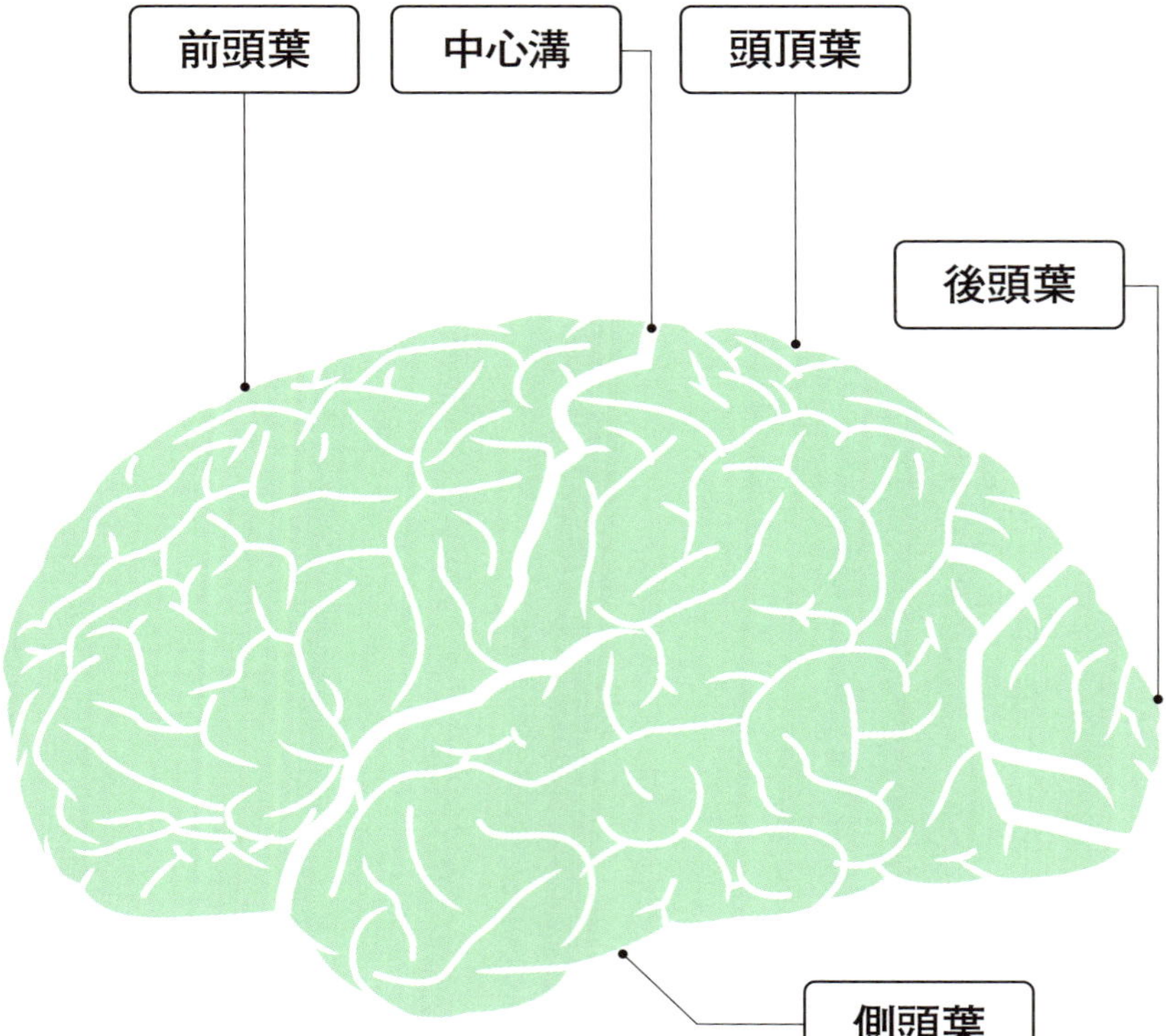

脳の部位の名前を覚えるコツ

脳にはいろいろな部位があるので名称を覚えるのが大変ですが、たいていの場合は位置に関する情報が冠されているので、それを覚えればだいたいどのあたりにあるかを推測できます。位置に関する言葉は、以下のようなものです。

- dorsal＝背中側
- ventral＝腹側
- superior＝上側
- inferior＝下側
- middle＝真ん中
- rostral＝吻側
- caudal＝尾側
- medial＝内側
- lateral＝外側

たとえば、Dorsolateral Prefrontal Cortex（背外側前頭前野）と出てきたら「前頭葉の前のほうの背中側かつ外側なんだな」、Ventromedial Prefrontal Cortex（腹内側前頭前皮質）と出てきたら

「同じく前頭様の前のほうだけど、おなか側の内側（脳の中心寄り）なんだな」と、だいたい推測できればイメージしやすいかと思います。

神経細胞はどのように情報を伝達するか

脳の構造的（ハードウェア）を見てきましたが、機能的な部分はどうなっているでしょうか。基本的には、感覚器官（例：網膜）に刺激（光）が入力されたりすると、感覚ニューロンの細胞内外の電位バランスが変化し、細胞体→軸索へと電気信号が伝わっていきます。伝わるしくみとしては、次のような流れをたどる「跳躍伝導」という方式がとられています。

1. 軸索の被膜されていない細胞膜にあるナトリウムチャネルが開くことで、軸索内部にＮａ＋が流入する。
2. 根元の部分の電位が＋に変わる（脱分極）
3. すると、次々に軸索末端まで電位が変わっていく

ちなみに、フグの毒であるテトロドトキシンは、このＮａチャンネルにアンタゴニスト（拮抗薬）として働くので、あらゆる神経活動ができなくなり（呼吸など）死に至る猛毒です。

軸索の電気信号が伝わる速さはだいたい１００ｍ／ｓｅｃなので、めちゃめちゃ速いわけではあ

りません。たとえば、身近なところでいうと、光ファイバーは光速に近くて20万ｋｍ／ｓｅｃ、音速でも３４０ｍ／ｓｅｃ、桜の花びらが舞い落ちる速度は５ｃｍ／ｓｅｃです。

そして、神経細胞同士は物理的にはつながっていません（１／50万μｍぐらい離れています）。情報を伝える元のニューロンの軸索の末端と、受けとるニューロンの樹状突起の間を「シナプス」と呼びます。シナプスでは、電気信号が化学物質（神経伝達物質）に変換されて、次のニューロンへ情報が伝わります。たとえば、グルタミン酸がプレシナプス（情報を伝えるニューロンの軸索末端）から放出されると、次のニューロンの樹状突起の膜にあるグルタミン酸受容体がそれを受けとり、結果的にＮａ＋の流入を惹起します。その量が一定以上（閾値）を超えると、電流が細胞体→軸索へと伝わっていく（発火）、という感じで信号が伝わっていきます。シナプス間でやりとりされる物質＝神経伝達物質には、アミノ酸（グルタミン酸やＧＡＢＡ）、モノアミン（ドーパミンやセロトニン）、ペプチド（オピオイドなど）などがあります。

大事なことは、このシナプス間の情報伝達に可塑性（Plasticity）があるということです。可塑性とは「変化し、それを維持する」ことですが、ニューロン同士のシナプス結合が強くなったり弱くなったりして、ネットワークとしての構成・機能がダイナミックに変わっていきます。詳細は、次章で具体例を紹介しながら解説します。

ざっくりとですが、脳のハードウェア的な側面と、計算素子であるニューロンの情報伝達様式をご理解いただけたでしょうか。このあたりはほかに学ぶ機会も多いと思うので、次章では応用の話に移りましょう。

コラム

脳をコンピュータとして捉えると

脳をコンピュータとして捉える観点からの研究によると、ストレージ機能というところでは、ベル研究所のランドアー先生が1986年に発表した論文によると、35歳時点で0.2~1.4GB程度（覚えている単語の語彙数から推定）らしいです[※1]。私が今この本を書くのに使っているノートPCのHDD容量が150GBあるので（ほぼ満杯）、だいぶ少ないですね。

計算速度でみると、2018年の冬時点で世界最速の米エネルギー省（DOE）のスーパーコンピュータ「Summit」が143.5ペタFLOPS、一方で人間は9~337ペタFLOPSだそうなので、計算速度もほぼ機械に追いつかれているようです[※2]。ちなみにFLOPSとは、浮動小数点演算を1秒で何回おこなえるかという計算速度の単位です。浮動小数点演算とは、たとえば「1500×0.06」という乗算を「1.5×10^{3}」×「6×10^{-2}」と浮動小数点化しておこなう演算です。

ただ、人間の脳は浮動小数点計算に使うために進化してきたわけではありません。適当なところもある代わりに省エネだったり、直感的創造性を持っていたり、社会生活の中でいろいろな人との相互作用で成長したり成果を出したりと、機械より複雑な情報処理が得意な臓器といえるでしょう。

※1 Landauer, T. K. (1986). How Much Do People Remember! Some Estimates of the Quantity of Learned Information in Long-term Memory. COGNITIVE SCIENCE
※2 https://aiimpacts.org/brain-performance-in-flops/

第3章
マーケティングに脳科学を活かす

NEURO
TECHNOLOGY
BUSINESS FRONTIER WHERE
MIND MEETS MACHINES

「外の世界を感知し、その情報にもとづいて世界に働きかける」のが脳神経の役割だと紹介しましたが、そんな大げさな表現を使わないで言うと「コンビニで新しいビールを見つけ、それに手を伸ばしてとって、レジに運ぶ」のが彼らの仕事です。私たちは、持って生まれた目でコンビニの商品を探索し、持って生まれた手でそれを口に運び、持って生まれた舌でそこそこの食事を味わって、日々を生きています。しょせん私たちは、生まれ持った自分の脳の範囲でいろいろな入出力をして死んでいくのです。

いきなり何を言い出すんだと思うかもしれませんが、「おいしい酒・料理（味覚入力）」「スカイダイビング（加速度入力）」「音楽（聴覚入力）」などなど、人それぞれですが、脳に入力するいろいろなものにお金を払っていくのが現代消費社会における人の大きな側面だと思いませんか？

でも、残念ながら、私たちが持っている感覚器には限界があります。そもそも五感しかないし、特定の波長の光（可視光）しか見えないし、特定の周波数帯域の音しか聞けないし（可聴音）、嗅覚の受容体も３００個くらいしかないし、と人間はラズパイ（汎用小型ＰＣ）のようにたくさんのセンサーを追加していくなんて無理で、ハード的な制約がかなりあります。

それでも私たちは、多様な味覚特性を持つお酒を求め、多様な見た目のアイドルを応援し、多様な聴覚特性を持つ音楽を愛します。限られた感覚能力の中で、好き嫌いが多様に分かれるのも、人間のおもしろいところだと思いませんか？　限られた人生、せっかくなら、持ちうる限りの感覚・運動器をとおして、新鮮で、多様で、個性的で、リッチな入出力を自分の脳に経験させてから死んでいきたいですよね。

うか？

「お金を払ってでも脳に入力したい」と思うものを企画し、製造し、広告し、届けることが「マーケティング」と呼ばれる領域です。マーケティングというと、あなたはどんなイメージをもつでしょうか？

- 製品・価格・流通・宣伝の4P（Product、Price、Place、Promotion）が大事
- ブランドの差別化をがんばるべきだ
- マスマーケティングは過去の遺物である
- ブランドを選択するには消費者の深い理由が背景にあるはずで、それを探るべきだ
- 売上の80％は20％のロイヤルカスタマー（忠誠心の高い顧客）が支えるので、ロイヤルカスタマーを大事にすべきだ

このような、ビジネス雑誌の記事でよく見るようなトピックを想像するのではないでしょうか。ただ、これらのマーケティング理論に根拠はあるのでしょうか。米国の研究者が、1927年以降出版された9つの主要なマーケティングのテキスト（フィリップ・コトラー氏の著書など）を集めて、その中でマーケティングの原則について理論めいた記述（「広告においておこなうべきは～」など）を566例集めました。すると、その中で実験者4人が合意できた意味のある理論は、20個のみ。さらに、その20の中で、マーケティングの専門教授が何人かで評価してエビデンス・新規性・有用性があるのは0例、理論を逆にすると正しいものがなんと9例出てきたそうです※。きっと正しいものもたくさんあるのでしょうが、科学と違って「現実の複雑な事象を扱う」という特徴上、

※Armstrong, J. S. & Schultz, R. L. Policies : Involving Marketing Principles An Empirical Assessment. Mark. Lett. 4, 253-265 (1992).

マーケティングは科学ほどの厳密さやエビデンスを求められないがために、そうした結果になったのだと思われます。

ただ、マーケティングにも科学的な方法論は必ず役に立つといえます。いちばん単純な例だと、A／Bテストと言われる、広告やUI（ユーザーインターフェース）の複数の案のうち最も効果的なものをテストして採用するプロセスですが、これは新薬開発時におけるRCT（ランダム化コントロール試験）に似ているといえば似ている、科学的な方法です。事実、GAFAに代表されるようなグローバルの巨大IT企業は、「検索結果に表示されるWEBページタイトルのフォントや色」「自社ブランドのクレジットカードをオファーするタイミング」などを決めるために、年間数万回実験をくり返し、最適なものを選ぶことで年間数千万ドル単位で効果を享受しているというレポートもあります※。

「人間の脳の特性を理解することで、これまで開発担当者が思いもよらなかった発想で商品の価値を新たに見出す」

「科学的手続きにより、ユーザーの脳にその価値の是非を問う」

そんな発想が、これからのものづくりに有用ではないでしょうか。

この章ではまず、マーケティングで大事な「人間が特定のブランドを買うようになる・好きになる」しくみとその背景にある基礎的な神経メカニズムから概観し、その後実際のマーケティングへの応用を見ていきましょう。

※ Ron Kohavi. (2018), The Surprising Power of Online Experiments, Diamond Harvard Business Review

人がモノを好きになるしくみ

何かを好きになる前後ではどんな変化が起きるのか

昨日は好きでもなかった商品を好きになったり、ちっちゃいころにはまずいとしか思えなかったビールを大人になると死ぬほど飲むようになったり、私たちの好みはある程度変わっていきます。新たに何かを好きになったりするのには、それに対応した情報処理の変化があるはずです。私はお酒が好きなので、お酒を例に考えてみましょう。

お酒を好きになる前後、ニューロンレベルの神経細胞の変化には次の３つくらい候補があります。

1. ニューロンが増える（酒を見たら手にとる指令を出すニューロンが誕生する）
2. シナプスが増える（酒を処理するニューロンと手にとるニューロンの間でシナプスが形成される）
3. ニューロン間の伝達効率がよくなる（酒を処理するニューロンと手にとるニューロンの間の信号伝達がよくなる）

脳内ではすべて起こりえることですが、3.の「伝達効率をよくする」ことが記憶の実態としてメジャーだと考えられています。

関係ない情報処理を結びつける一番シンプルな学習――パブロフ型学習

いちばん単純な学習が「パブロフ型条件づけ」というものです。あなたも「パブロフの犬」を聞いたことあると思います。ベルを聴くとよだれが出るようになるというアレです。

当初、ベルの音は、イヌにとっては好きでもなんでもないものです。つまり、「ベルの音を処理する聴覚ニューロン」と「よだれを分泌させるニューロン」の間にはほぼつながりがないわけです。ただ、「ベルを聴く」→（餌が出る）→「よだれが出る」をくり返していくと、次の3つのニューロンが連続的に活動することになります。

1. ベルの音を処理する聴覚ニューロン
2. 餌を視覚的に処理するニューロン
3. よだれを出させるニューロン

2.と3.は元々強くつながっていて、2.が活動すれば3.も活動するようになっていますが、1.と3.のつながりがないニューロン同士も同期して発火する（細胞内電位がプラスになる）と、両者

パブロフ型条件付けとオペラント条件付け

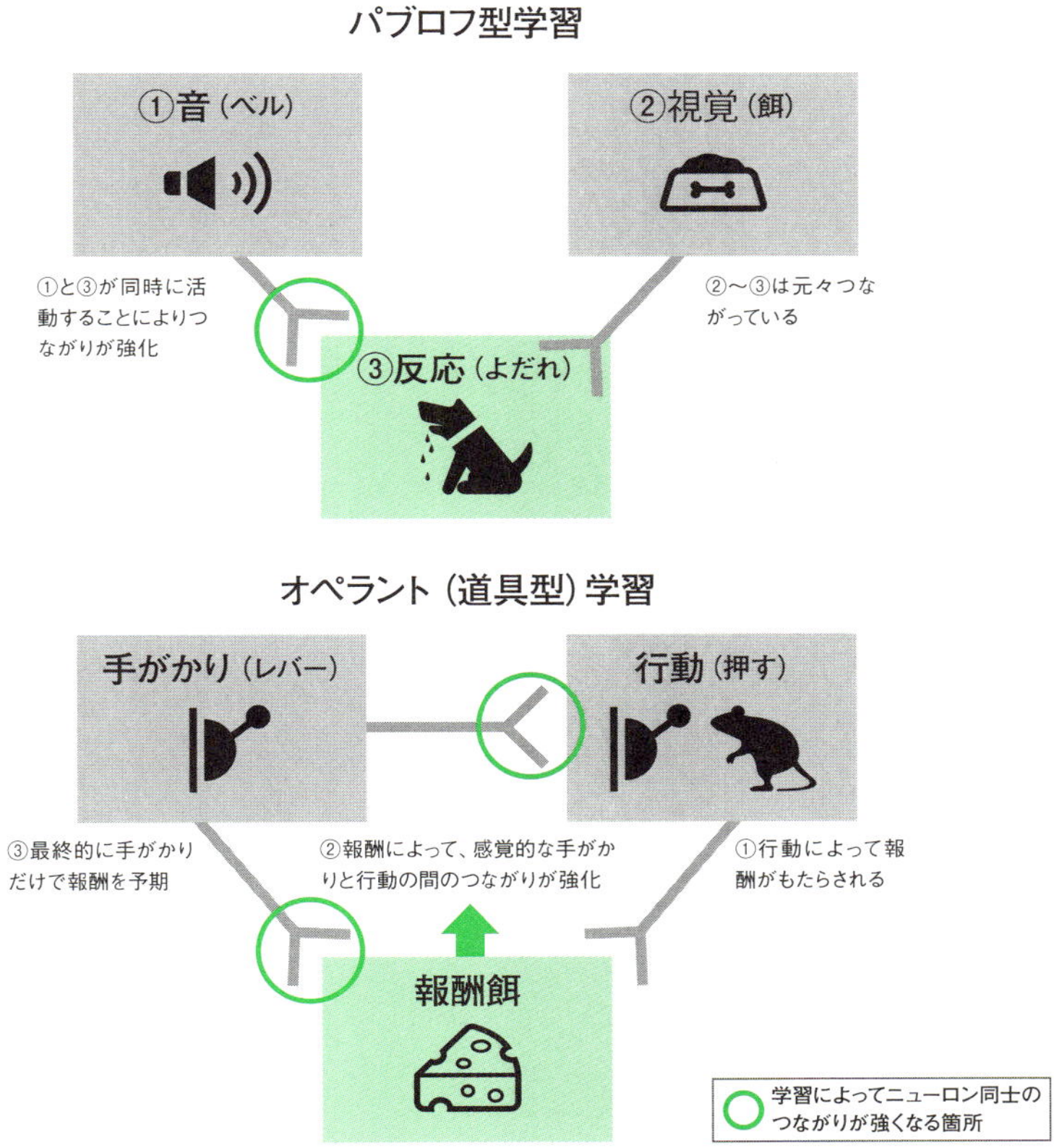

パブロフ型学習	繰り返しが起こることにより、もともと脳の中ではつながりのなかった①と③のニューロン同士のつながりが強くなり、音を聞くだけで反応（よだれ）が出る。
オペラント学習	レバーという手がかり体験の後に押すという行動を起こす。結果、餌という報酬を得ると、ニューロン同士のつながりが強くなる。やがてレバーを高頻度で押すようになり、またレバーを見ることが報酬と感じられる。

の接続性が強くなります。これが学習のメカニズムです。

どんなメカニズムかを単純化しつつ、少し詳細に話します。

2.のニューロンが発火すると、「NMDA型受容体」という細胞膜にある受容体をふさいでいたマグネシウムイオンがとれて、カルシウムイオンが流入してきます。カルシウムイオンが流れこむと、2.のニューロン内にある「AMPA型受容体」(1.の細胞から神経伝達物質(グルタミン酸)を受けとって、細胞内の電位をプラスにするために細胞外からナトリウムイオンを細胞内に通過させる、キャッチャー兼ゲートキーパーの役割を持った受容体)の「在庫品」が細胞膜へと移動していきます。

これはつまり、1.の神経細胞からグルタミン酸を受けとるキャッチャーが増えた=伝達効率が上がった状態といえます。たとえば、これまでは3.のニューロンが発火する(=細胞内電位がプラスになる)と、「NMDA型受容体」という細胞膜にある受容体をふさいでいたマグネシウムイオンがとれて、カルシウムイオンが流入してきます。カルシウムイオンが流れこむと、3.のニューロン内にある「AMPA型受容体」の「在庫品」が1.と接続しているシナプスの細胞膜へと移動していきます。

これはつまり、1.の神経細胞からグルタミン酸を受けとるキャッチャーが増えた=伝達効率が上がった状態といえます。たとえば、これまでは1.が3.を活動させるためには1億個のグルタミン酸が必要だったところ、学習成立後には10個で済むようになった=ちょっとでもベルの音を処理する聴覚ニューロンが活動すればすぐによだれを出すニューロンも活動するようになっている、というような状態です※。

※ものすごく単純化して説明しているので、実際にはもっとたくさんのニューロンが介在していたり、複雑な処理があることを念頭においてください。

以上のような伝達効率の変化を「LTP（Long Term Potentiation：長期増強）」と呼び、「同時に使ったらつながる」（逆に使わなかったらつながりが弱くなる）という神経系の一大原則となっています。このニューロン同士の接続性のダイナミックな変化こそが、学習の成立・記憶の形成・好みの変化を成り立たせていると考えられます。

ちなみに、このように学習で獲得された処理を「条件反射」と呼びます。「反射」自体は、より生得的かつ明示的な学習がいらない神経同士のつながりで起こるものです。たとえば、子どもの頃に膝蓋腱を叩いて足が跳ねあがる「膝蓋腱反射」を経験したことがあると思いますが、これは膝の「筋紡錘」というセンサー（感覚ニューロンが）が叩かれたことで、自動的に足を伸展させる運動神経を動かすというものです。

筋のセンサー（筋紡錘）ニューロン→脊髄の中継（介在）ニューロン→膝を動かす運動（アクチュエーター）ニューロン

これらの間が元々強く接続されているから起こるという、すごいシンプルなものです。パブロフ型学習による条件反射もそういう接続が強固なニューロンのネットワークを形成するという意味では、似たようなものと捉えていいと思います。

余談ですが、仕事で会津若松の高橋庄作酒店（「会津娘」というブランドで有名）という日本酒の蔵元に訪問させていただいた時、たまたまその年の初搾りの「春泥」というすばらしい新酒を試飲させていただける貴重な機会がありました。が、しかし！　車で来ていたため、飲めない。その時、私の脳神経系は、新酒の香りを嗅ぐだけで、嚥下反射（喉の筋肉が飲みこむために動く反射）が起こりまくりましたが、前頭前野かどこかの抑制シグナルで何とか我慢しました。学習された反射回路に抗うことは、かように辛いものかと思いました。

ちなみに、英国の作家オルダス・ハクスリーが1932年に出した『すばらしい新世界』（原題は〝*Brave New World*〟）というディストピアSF小説では、「中央ロンドン孵化条件付けセンター」の心理学者たちが、「ネオ・パブロフ式条件反射教育室」で、花や草木の絵本を赤ちゃんに見せて、その後に電気ショックを与える訓練をするシーンが出てきます。これで赤ちゃんが育った後も、花や木などを愛することはなく、「田舎に旅行に行って自然だけ見て帰るような非消費的な傾向をなくし、よりお金のかかるスポーツなどをするように」仕向けることができるわけです。これはあくまで「消費」さえ科学的にコントロールされたSF小説の世界ですが、現実世界でも若年期から何かしらの条件付けを目指すアプローチはマーケティング戦術として身近に存在していそうです。

なぜ、赤ちょうちんを見てしまうと、ふらりと居酒屋に立ち寄ってしまうのか——オペラント条件付け

もう一段階複雑な、「オペラント（道具型）学習」というものがあります。たとえば、マウスがレバーを押したら報酬（餌）を与えることをくり返すと、やがて高頻度でレバーを押すようになったり、レバーを見るだけでそれを報酬と感じるようになったりするものです。これは、パブロフ型の

ような受け身の学習ではなく、自分の行動選択が「報酬」か「罰」かいかなる結果をもたらすかを学習し、行動選択を変えていく、よりアクティブな学習様式です。ただ、この場合も、神経がつながるメカニズムは変わりません。

元々、「1.レバーの視覚的処理をおこなう視覚ニューロン」と「2.レバーを押す運動ニューロン」には何のつながりもありません。「レバーを見る」後に「レバーを押す」行動を起こした結果、たまたま報酬（餌）を得るという一連の体験をくり返すことで、1.と2.の伝達効率が高くなります。また、1.と「2.報酬を扱うニューロン」同士のつながりも強くなります。結果、マウスの1.ニューロンが活動すると、3.ニューロンも自動で活動し、現象として「レバーを押したくてたまらないという渇望」のような状態になると考えられています。

人間でも、覚醒剤中毒の人は、注射器や腕を縛るゴムバンドを見てしまうと、猛烈に注射器で覚せい剤を打ちたい衝動に駆られます。それも、視覚的な手がかりが、「注射器を打つ」という運動行為を自動的かつ強烈に駆り立てる学習プロセスが背景にあるためと考えられます。

私が赤ちょうちんを見てしまうと、ふらりとその居酒屋に立ち寄ってしまうのも、「赤ちょうちん」という視覚的手がかりを処理する私の脳内のニューロンと、「立ち寄る」ための運動を起こすニューロンが（勝手に？）つながっているから、仕方ないのです。

このように感覚的な手がかり→行動→報酬のサイクルがくり返されて強化され、自動的に行動が起こる現象を「習慣」、それが本人の健康を害する程度にまでなると「中毒」、中間のグレーゾーンを「嗜好」と呼ぶのではないかと思います。

上島竜兵効果

またまた酒関連で余談を。『人志松本のすべらない話』というフジテレビ系列で不定期放送されているトークバラエティ番組で、芸人の有吉弘行さんが、「(同じく芸人の)上島竜兵さんがキープしている焼酎の中身をこっそり全部水に変えて、水の水割りを飲ませたら、2時間後にベロベロに泥酔した」という話で大爆笑をかっさらっていました。「焼酎っぽいものを口に運ぶニューロン」↓「酔っぱらうニューロン」のつながりが強く学習されていると、こういうことも起きるのかもしれません。薬理作用のないものを投与しても効果が現れる「プラセボ(プラシーボ)効果」の現象の範疇に入ると思いますが、せっかくなので「上島竜兵効果」と名づけましょう。

実際に、米国のインディアナ大学医学部の研究グループがこれに近い現象を報告しています[※1]。49名の実験参加者にビールとゲータレード(スポーツ飲料)をそれぞれ飲んでもらい、その後にPET(陽電子断層法撮影)[※2]で脳内のドーパミンのイメージング(可視化)をおこないました。なお、アルコール成分の影響がないよう、15分間に15㎖という少量しか摂取していません。

結果、ゲータレードよりもビールを飲んだ後のほうがドーパミンが放出されることがわかりました。「アルコール」という報酬(強化子)で条件付けされたビールのフレーバーキュー(味覚的な手がかり)は、アルコールの作用がなくても側坐核でドーパミンを出して、ビールの飲用動機を高める(特に遺伝的アルコール中毒ハイリスク群の被験者に対して)ことが示唆されたのです。要するに、「ビールの味を処理するニューロン」↓「側坐核のドーパミンニューロン」が強くつながってい

※1 Oberlin, B. G., Dzemidzic, M., Tran, S. M., Soeurt, C. M., Albrecht, D. S., Yoder, K. K., & Kareken, D. A. (2013). Beer flavor provokes striatal dopamine release in male drinkers: Mediation by family history of alcoholism. Neuropsychopharmacology

※2 ドーパミンの受容体などと結びつく薬剤を陽電子を放出する核種で標識し、外部から観測・画像化する技術。

たわけです。これは、上島竜兵効果を説明する1つの仮説的プロセスと考えています。

逆にちょっと古いですが、2008年に米国の研究で「酒を飲む」という文脈をいっさい排除した「アルコール」摂取の効果を調べた研究があります※。fMRIスキャナーの中に入れた被験者にアルコールを静注していって、血中のアルコール濃度を上げていきます（呼気中のアルコール濃度をモニタリングしながら微調整します）。すると、25分後くらいに酩酊感のピークが来て、血中アルコール濃度の平均が0・072g％（±0・009）と、だいたいビールを1ℓくらい飲んだ時の数値になります。「酩酊感」と側坐核など、「腹側線条体（Nacc）」の脳活動はとても強く相関していましたが、血中のアルコール濃度は必ずしも酩酊感や脳活動と相関を示しませんでした。これは、実験手続きとして被験者間のアルコール濃度のバラツキを抑えるようにしていたことも大きいとは思いますが、酔っぱらった感覚には「側坐核の活動」が大事なのかもしれません。ちなみに、この実験は飲酒運転で帰らないよう「自宅までのタクシー送迎つき」という恵まれた環境でした。上島竜兵効果では「焼酎（っぽいもの）を飲む時のニューロン」と「側坐核のニューロン」間の強い学習で引き起こされていることが推測されます。

「高いワインです」と言われて飲むとおいしく感じる？

水で酔っぱらった上島竜兵さんを私たちは笑えるでしょうか？　いや、お笑いなので笑っていいのですが、私たちも学習した内容にもとづいて歪んだ体験をしているかもしれません。

※Gilman, J. M., Ramchandani, V. a, Davis, M. B., Bjork, J. M., & W, D. (2008). Why we like to drink: An fMRI Study of the Rewarding and Anxiolytic Effects of Alcohol. Journal of Neuroscience

「高い」と言われてワインを飲むと

実際にはまったく同じワインでも、「高い」という情報が与えられると、主観的な「好き」は上がる。

そして、「高い」と思い込んで飲んでいる時は、認知に関わる内側前頭皮質の活動量が増加していた。

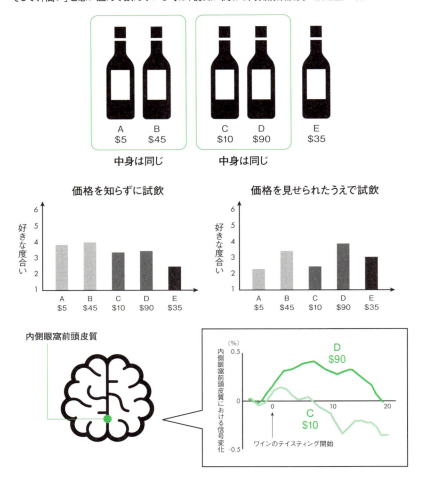

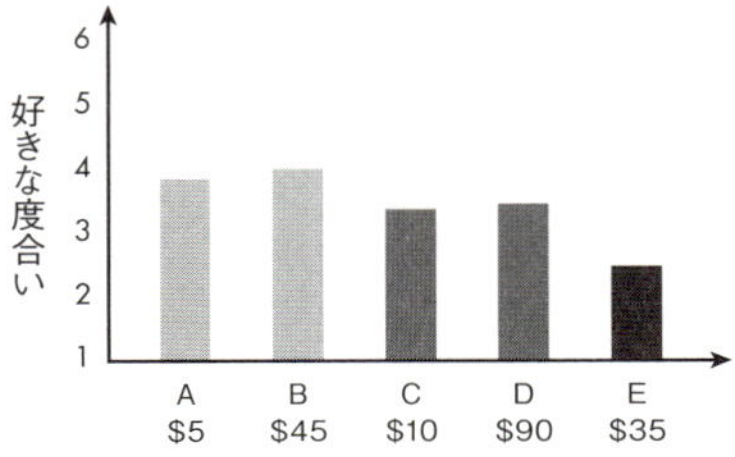

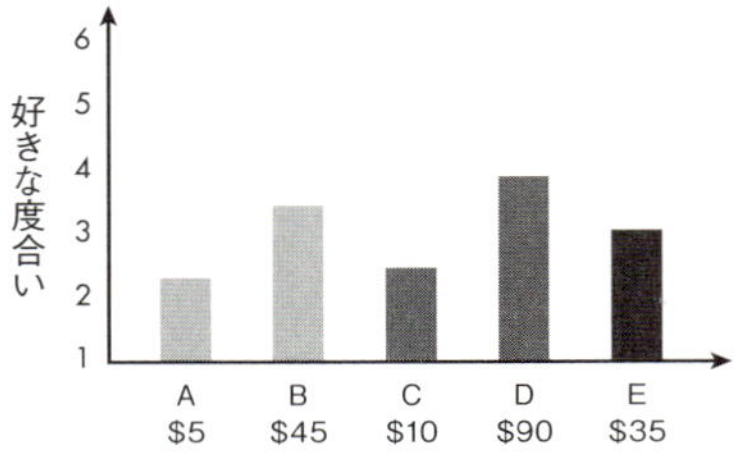

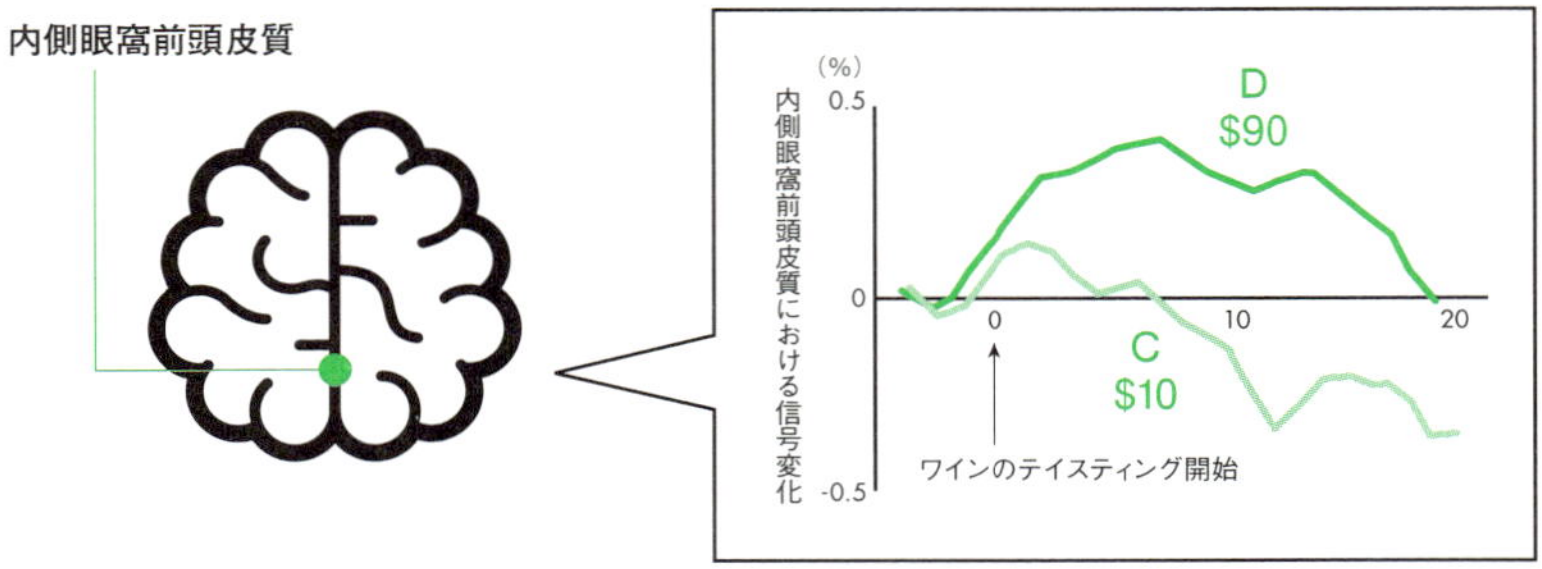

フランスのプラスマン先生らのグループは、まったく同じワインを「10ドルのワイン」と教えてから飲んでもらう時と、「90ドルのワイン」と教えて飲んでもらう時とで、感じられるおいしさと脳の変化を観察する実験をしました※。

合理的に考えれば、口に入力される味覚・香気成分はまったく同じなので、まったく同じ神経反応やおいしさ体験が起こるはずです。しかし結果は、90ドルと言われて飲んだ時にワインをよりおいしく感じ、脳のOFC（眼窩前頭皮質）という食品の価値をコードしている領域の脳活動が増えていました。

私たちの脳は、「高いもの＝おいしい」という社会信念的な学習を強くしてきています。この結果は、そうした学習にもとづいて、「高い」と言われたワインを「おいしいものだ」と無意識・自動的に処理した幻覚だといえそうです。そう、あなたの中にも上島竜兵がいるのです。

価格設定は、重要なマーケティングアクションの1つです。それで商品の体験価値（上の例だとおいしさ）を操作できるなら、あまり安すぎる商品設定は逆に消費者が知覚する品質を下げることにつながるから避けるべきです（もちろん、粗悪品を高い価格で売ったらだめで、「いいものを高く売る」というのが最もお互いのためです）。

※Plassmann, H., O’ Doherty, J., Shiv, B., & Rangel, A. (2008). Marketing actions can modulate neural representations of experienced pleasantness. Proceedings of the National Academy of Sciences

ブランディングで行動にも影響を及ぼせる

ほかにも、ブランディングで、おいしさのような感覚体験ではなく、行動にも影響を与えられることがわかっています。ボストン大学の研究者は、Ｘｂｏｘのレーシングゲームにおいて「レッドブル」「ギネス」「トロピカーナ」「コカ・コーラ」「ブランドなし」の5種類のラッピングカーを用意し、被験者に最速を目指してプレイしてもらいました※。もちろん、すべて同じ性能のクルマなので、レース成績もすべて同じでした。

しかし、レッドブルのラッピングカーを運転している時だけ異常に1位と最下位の確率が上がりました。どうやら被験者が、レッドブルのパッケージに似たデザインを見るだけで、無理なショートカットなどリスクのある運転をして、それがうまくいった時に1位になり、失敗した時に最下位になっているようでした。

これは、レッドブルというブランドの視覚的な手がかりがブランドと結びついて、被験者が学習している「エネルギッシュ&リスクテイク」という行動を無意識に引き起こしていると解釈できます。レッドブルの「行動がエネルギッシュになる」という商品価値に消費者は金を払っているのかもしれませんし、そう思わせる各種宣伝活動による徹底したブランディングがなせる、興味深い事例です。

※ Brasel, S. Adam, and James Gips. 2011. 〝Red Bull 'Gives You Wings' for Better or Worse: A Double-Edged Impact of Brand Exposure on Consumer Performance.〟 Journal of Consumer Psychology

レッドブルカーは運転がリスク志向に※

性能が同じ車をラッピングだけ変え、レースゲームをおこなった

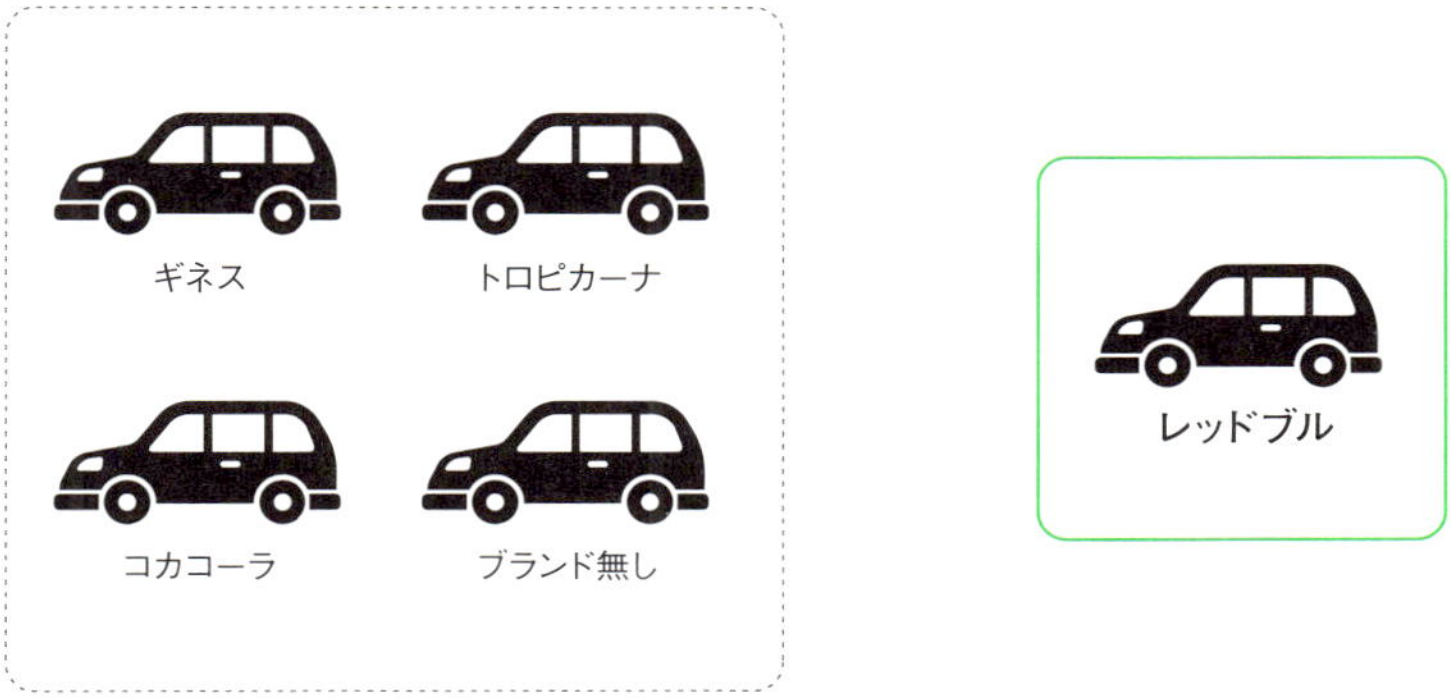

性能が同じため、基本的にどの車も
レース成績で大きな差は出ない

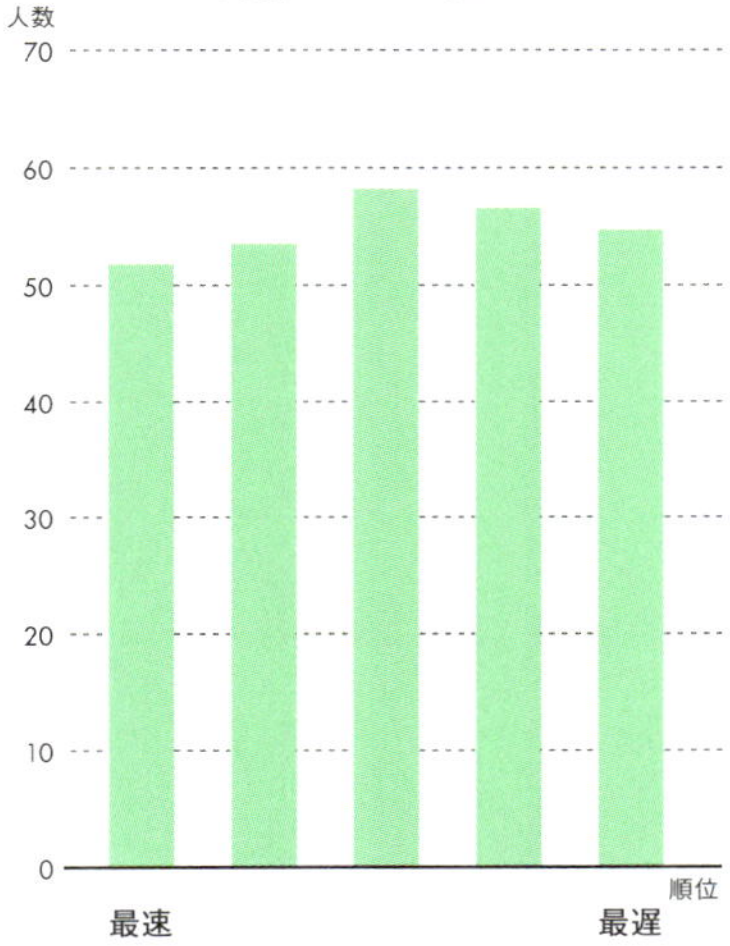

しかし、レッドブルのラッピングカーだけは、
極端に速い時と遅い時があった

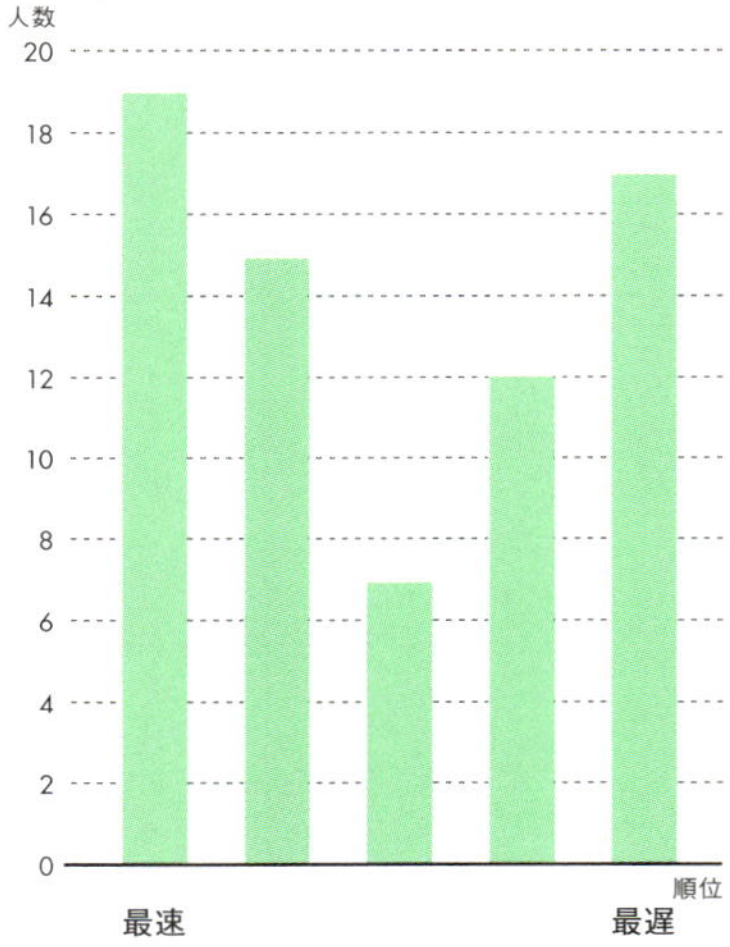

※Brase & Gips（2011）を基に作成

薬物から抜け出せない理由——強化学習

オペラント学習は、行動の強化をするので「強化学習」とも呼ばれますが、強化にも正負の2種類あります。この分野は、特に「中毒」の文脈で研究されています。

まず、正の強化は、直前にとった行動をより頻繁におこなうよう変化させる刺激の作用、つまり「手がかり的感覚入力」と「その使用運動指令」を処理するニューロン同士を強く結びつける作用のことです。中毒を引き起こすような薬物は、多くで正の強化が起こります。即効性の強い薬物ほど、強化=依存状態が素早く形成され、強化に関して重要な役割を果たす「側坐核」などにおけるドーパミンの放出を促します。

負の強化は、嫌悪刺激をとりのぞく行動が強化される、つまり「ある行動が不快な刺激を止めるため、さらにその行動を起こしやすくする」というものです。たとえば、薬物を常習していると、耐性（同じ量だと効かなくなる）と離脱症状（薬物の逆の作用）が表れます。アッパー系のドラッグをずっと使っていると、どんどんそれを抑える代償機能が脳内では形成され、ドラッグを使ってない時に代償機能だけ働くので気分が落ちます。この離脱作用をなくそうとすることで、負の強化が起こります。

このように、薬物の本当の恐ろしさは、「神経を接続して学んでいく」脳の機能を逆手にとって、抜け出せないループにハマらせる点にあります。あなたの脳は、せっかくなのでいい学習に使いましょう。

怖い薬物の話をしましたが、だからいろいろな法律や宗教でそういう神経薬理作用がある物質は禁じられているのです。たとえば、ヘロイン、大麻、マリファナ（カンナビノール）、コカイン、覚せい剤（アンフェタミン）は、強い依存性があり、多くの国で禁じられています。

「おいしい食べ物」と「中毒誘発ドラッグ」の共通点

他方、コーヒー（カフェイン）や酒（アルコール）、タバコ（ニコチン）なども神経薬理作用と依存性のあるものですが、そこまで強くないので、中程度のレギュレーションによって大きな市場を築いています。生きるために必要ではないけれど、ちょっとの幸福とリラックス（とちょっとの強化力）をもたらす、「嗜好品」と呼ばれる市場です。

最近は健康志向が強い時代背景もあり、そういう嗜好品にも風当たりが強いです。「健康に悪い依存性があるものを売るのを許可するなんてけしからん！」という意見です。ただ、何もアルコールやニコチンだけに依存性があるわけではありません。食べ物にも依存性があります。特に「脂質」、つまり脂っぽいものは、私たちの脳は大好きです。

「焼肉の見た目」「マクドナルドのポテトの匂い」「口の中で広がるバターのテクスチャ」など、脂の摂取を感じさせる五感刺激は、ＯＦＣ（前頭眼窩皮質）や線条体などのドーパミンシステムによる強化や、ＬＨ（視床下部外側野、空腹中枢）による摂食行動を誘発します。中毒性のある薬物も、それとほぼ同じ経路を通ると考えられています※。五感の処理を通る食物と異なり、薬物は強化や

※Kenny, Paul J. 2011.〝Common Cellular and Molecular Mechanisms in Obesity and Drug Addiction.〟Nature Reviews Neuroscience

「おいしい食べ物」と「中毒誘発ドラッグ」の共通神経基盤※

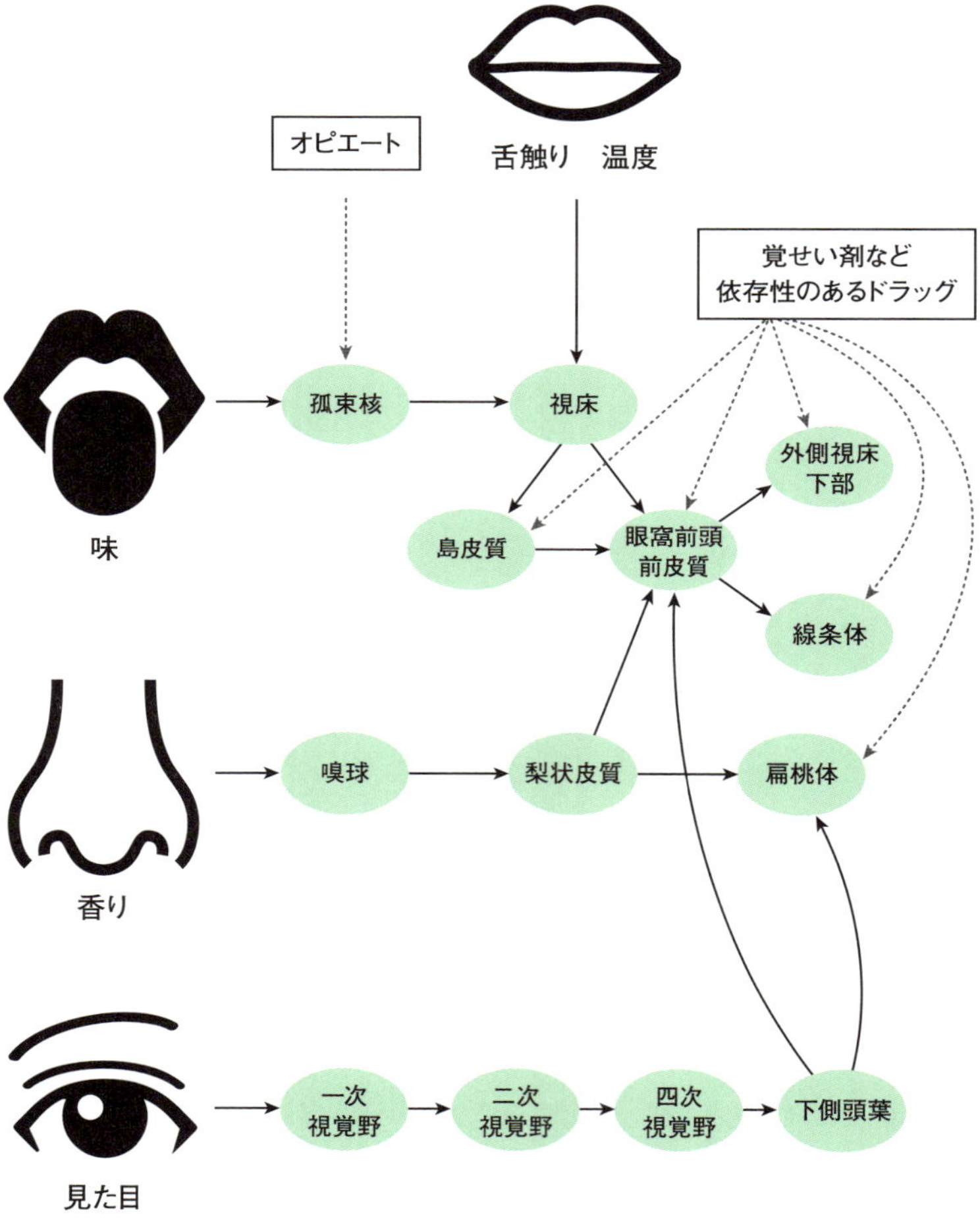

※Kenny, Paul J. 2011.『Common Cellular and Molecular Mechanisms in Obesity and Drug Addiction.』Nature Reviews Neuroscience

行動の誘発に関わる脳部位に直接的に作用を与えます。

この脂っぽいもの中毒になる（そもそも人間はなりやすいわけですが）と、肥満のような問題が出てきます。「健康に悪いから脂質を制限しろ」といわれたら、焼肉もラーメン二郎もマクドナルドもすべて食べられなくなりますが、それはそれで「生きてて楽しいか？」と思っちゃいますね。とはいえ、企業側が「とにかく消費者に病みつきになるものを作るぞ」と極めていくと、高脂質なものが増えて、結果的に消費者の健康面では不幸な結果を招くかもしれません。

私自身が携わる仕事の傾向から見ても、脳のメカニズムを知ったうえで、ほどよい具合（不健康になるほど強化しない）で食品価値をコントロールするような食品加工技術や嗜好品を開発するのが、今後は企業の製品開発で大きなトピックとなっていく気がします。

「インスタ脳」に見る人間にとっての報酬の複雑さ

薬物や食べ物の報酬としての強化力を紹介しましたが、人間の場合だとこの報酬が社会の発達とともに少々複雑になりつつあります。たとえば「貨幣」。諭吉さんだろうか栄一さんだろうが、おっさんの顔が描かれた紙きれなんて、動物にとったらゴミですが、人間にとったら大事な報酬です。また、最近の研究では、インスタグラムに投稿した写真に「いいね！」の数が多いと、それも報酬になってしまうことがわかっています※。現代っ子は、写真の横にあるハートマークに数字がついているだけで、金銭や違法薬物を与えた時と同じように、脳の報酬系「側坐核」が強く活動してしま

※ Sherman, Lauren E., et al. "The power of the like in adolescence: Effects of peer influence on neural and behavioral responses to social media." Psychological science 27.7 (2016)

うのです。よく、インスタ映えするアイスクリームかなんかを写真で撮って、投稿後に捨てるやつがいるなんてニュースになったりしますが、「社会的承認を得る」という報酬に中毒になっている状態※（＝インスタ脳）といえるかもしれません。

好みは「学習」で決まる

これまで紹介してきたのは「行動」、つまり「好き」よりさらに先の「使う」とか「買う」の話でしたが、漠然とした「好き」という感覚も同じような価値学習のプロセスで説明できるかもしれません。

たとえば、一番シンプルに「好きな色」を考えてみてください。「青」とか「赤」とか、自分の好みがあると思います。そして「色の好みなんて人それぞれでしょ」と思っているかもしれません。残念、色の好みも、その人が今まで生きてきた中でどんな学習をしてきたかで決まっていそうなのです。それを証明したのが、米国のシュロス（Schloss）先生らで、〝Ecological Valence Theory〟と名づけられています。どんな理論かというと、次のようなものです。

「ヒトの色の好みは、味覚などほかの好みと同じように、『遺伝』だけでなく『学習』で決まる。より具体的にいうと、その色が関係する日常生活中の物体の価値との関係の学習にもとづいて決まる」

※「映える写真を処理する視覚ニューロン」と「スマホでカメラ撮って投稿する親指を動かすニューロン」の異常な強接続。

たとえば、「空」や「水」は価値が高いから青色が好きな人が多く、「腐ったもの」や「排泄物」を連想させる茶色は嫌いな人が多い、といった感じです。彼らがその理論の証明に使った実験を紹介しましょう※。

1. 48人のカリフォルニア在住の被験者に32色の色（8色相×4段階彩度）について好みの度合いをVASで評価（－100～100に変換）
2. オブジェクト連想タスク：別の74人の被験者に、上記と同じ32色で連想されるものをひたすら記述（言うのがはばかられる「う◯こ」のような単語も答えさせる）
3. オブジェクト価値づけタスク：さらに別の98人が、連想タスクで出てきた単語がネガティブなものかポジティブなものか評価
4. カラーオブジェクトマッチングタスク：さらに別の31人が、連想テストで出てきた単語がどれくらいその色と関係するかを0～1で評価

1.～4.までの結果を使って、WAVE（Weighted Affective Valence Estimate）という値を算出しました。要するに、ある色に対して、その色から連想されるものの良し悪しがどんな感じかを反映している値です。このWAVE値と、1.で取得した色の好みのデータとの相関が、なんと0.893という高い結果となりました。

しかも、色の好みには文化差があり、米国人のWAVE×日本人の色選好は相関0.74と小さくなります。これは、WAVEつまりオブジェクトに対する価値づけの仕方が違う集団間では色の好

※ Palmer, S. E., & Schloss, K. B. (2010). An ecological valence theory of human color preference. Proceedings of the National Academy of Sciences of the United States of America

WAVE（Weighted Affective Valence Estimate）の算出式

$$W_c = \frac{1}{n_c}\sum_{o=1}^{n_c} w_{co}\, v_o,$$

Wc：各色へのWAVE値

nc：その色へ連想されたオブジェクト数

Wco：color-object match value（オブジェクトと色の結びつきの強さ）

Vo：valence rating（3の価値評価値）

実際の色の好みとWAVEによる予測※

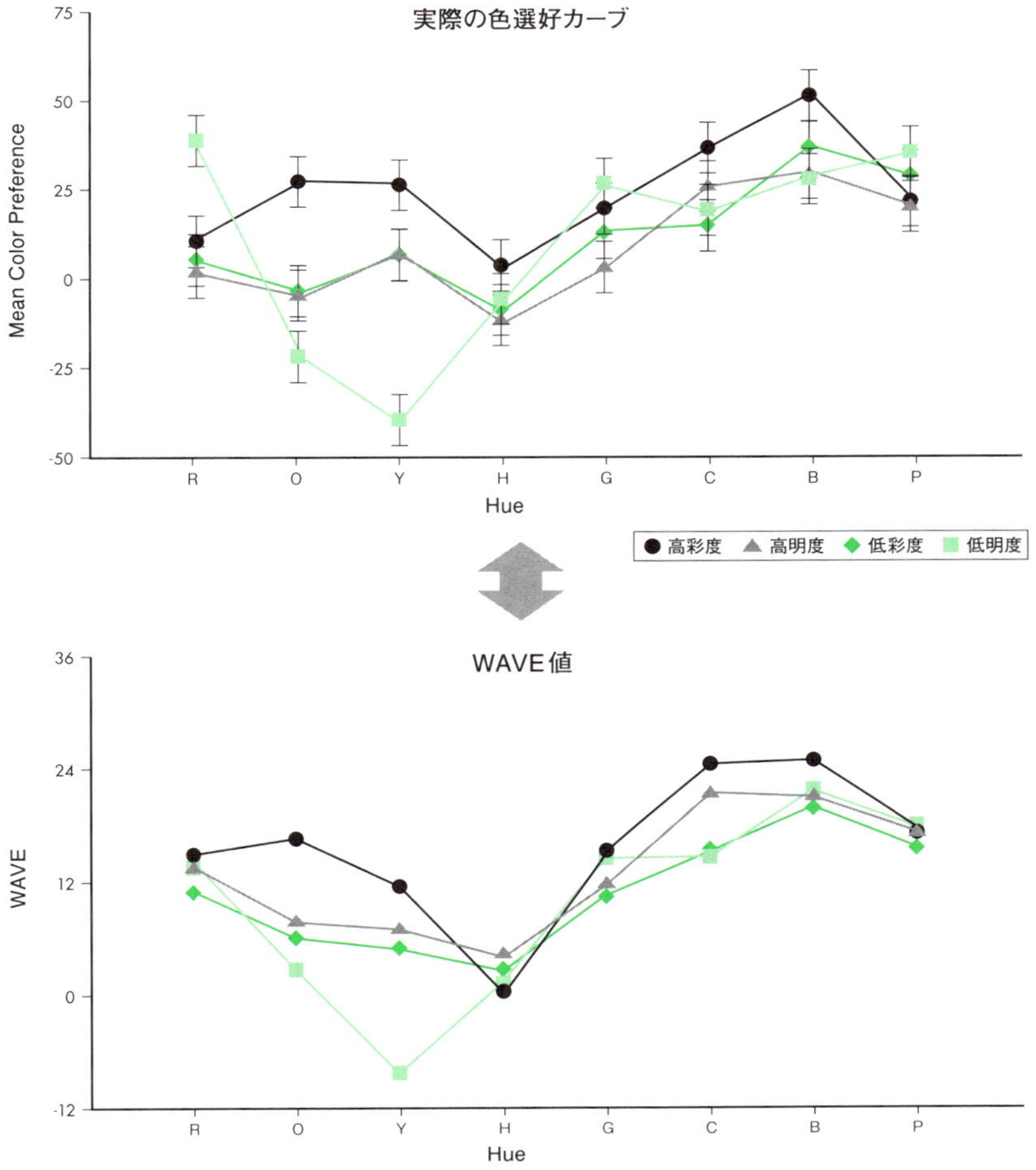

相関係数=0.893　分散説明率（決定係数）≒80%
→ WAVEによってかなりの精度で色の好みを説明できる

※Palmer & Schloss（2010）を基に作成

みが変わることを示すものです。人間の色の好み（の個人差）は、「その人が生きてきた環境の中でどのような色の物体が、どんな価値づけをされているか」にかなり依存しているといえそうです。

ブランドへの好みの形成にも、同じようなメカニズムがありそうです。要するに、「色」を「ブランド」に置き換えれば、「ブランド」を好きにさせていく＝学習させていくことを「ブランディング」と呼ぶのではないでしょうか。

たとえば、あなたが飲料メーカーのブランディング担当に任命され、新しく緑茶ブランドを出す時、そのロゴや名前、見た目は、消費者にとってほぼ価値がありません。では何をしなければいけないかというと、高い広告宣伝費と人気のあるタレントを起用して、そのブランドと連想されるポジティブなものを消費者の脳内で結びつけ、消費者を購買行動に誘うことです。

- 独特なサウンドロゴやキャッチフレーズを駆使して、「そのお茶のブランド」と「お茶」というカテゴリを結びつけ、消費者の脳内で「お茶といったら○○」のような連合を創り出す
- 京都っぽいタレントと広告を作って、「京都」が持つイメージ価値をそのお茶と連合させる

こんな具合です。

そしてなにより、消費者がそのお茶を買った（行動）した際に、報酬体験がなければいけません。「めちゃめちゃおいしい」という品質的な価値だとか、「そのお茶をインスタで投稿したら『いいね』がいっぱいつく」とかです。これがうまくいくと、前に説明した道具型学習が成立し、消費者は店頭でそのブランドを見ると勝手に手が動いて、それをレジに持っていってくれます。

PITでブランドのアイデンティティと購買動機の強さを測る

この、ブランドの視覚的手がかり（Cue）、つまりロゴやパッケージなどのブランドのアイデンティティと購買動機の強さを測るのにいい行動実験パラダイムがあります。「パブロフ→道具型転移（PIT：Pavlovian Instrumental Transfer）」と呼ばれる現象を評価するもので、次のようなプロセスをふみます。

プロセス1（パブロフ型条件付け）：ベルAを聞かせ報酬を与える／ベルBを与え報酬を与えない
プロセス2（道具的条件付け）：行動A（レバーを押す）をした時に報酬を与える
プロセス3：行動A（レバーを押した）時に、ベルA・Bのどちらかを鳴らす

そうすると、報酬がもらえないにも関わらず、プロセス3においてベルAが鳴るときには（純粋な感覚体験のみなのに）レバーを押すようになるというものです。

感覚Aにあたるものが、ブランドロゴやモノグラム（デザインパターン）です。たとえばヴィトンのモノグラムに価値が学習されると、別にバックではなくてスマホケースなんかでもヴィトンのものを買ってしまうような状況です。

このPITをタバコブランド「マールボロ（Marlboro）」で再現した研究があります※。マールボロのパッケージデザインはとてもシンプルで、「Marlboro というブランド名の上に屋根型の三角があ

※Hogarth, L., Maynard, O. M., & Munafo, M. R. (2015). Plain cigarette packs do not exert Pavlovian to instrumental transfer of control over tobacco-seeking. Addiction

るだけです。被験者となった喫煙者は、ボタンを押すと「Marlboroのロゴ入りパッケージ」「ロゴが抜かれた白紙のパッケージ」「なんの刺激も出さない」の3条件で、明示的にはタバコがもらえるかわからない状況（つまりプロセス3）でボタンを押すようにさせられます。

すると、タバコがもらえるかもわからないのに、「ロゴ入り」に対応したボタンをたくさん押すことがわかりました。Brand cue-elicited product-seeking、つまりどんなに単純なデザインだろうが、強く学習されたブランドの視覚的手がかりには、勝手に「それを選ぶ」反応が起こってしまうことを示しています。逆に禁煙させたかったら、パッケージからロゴを抜くだけで有効であることも示唆します。

もし、自身のブランドに自信がなかったら、こういったPITを使って、自社のブランドCue（ロゴやパッケージ）に、自動的な選択行動反応があるかを試してみてはいかがでしょう。ほかにも、どんな広告やサウンドロゴ、あるいは製品の中身の仕様などが「ブランド」—「選択行動」の結びつきを強めるかを探索的に研究して、より効果的なブランディングを見つけていくのも手です。

パブロフ→道具型転移（ＰＩＴ）

**報酬ではない感覚体験を生む行動も、
学習のプロセスによっては動機づけられる。**

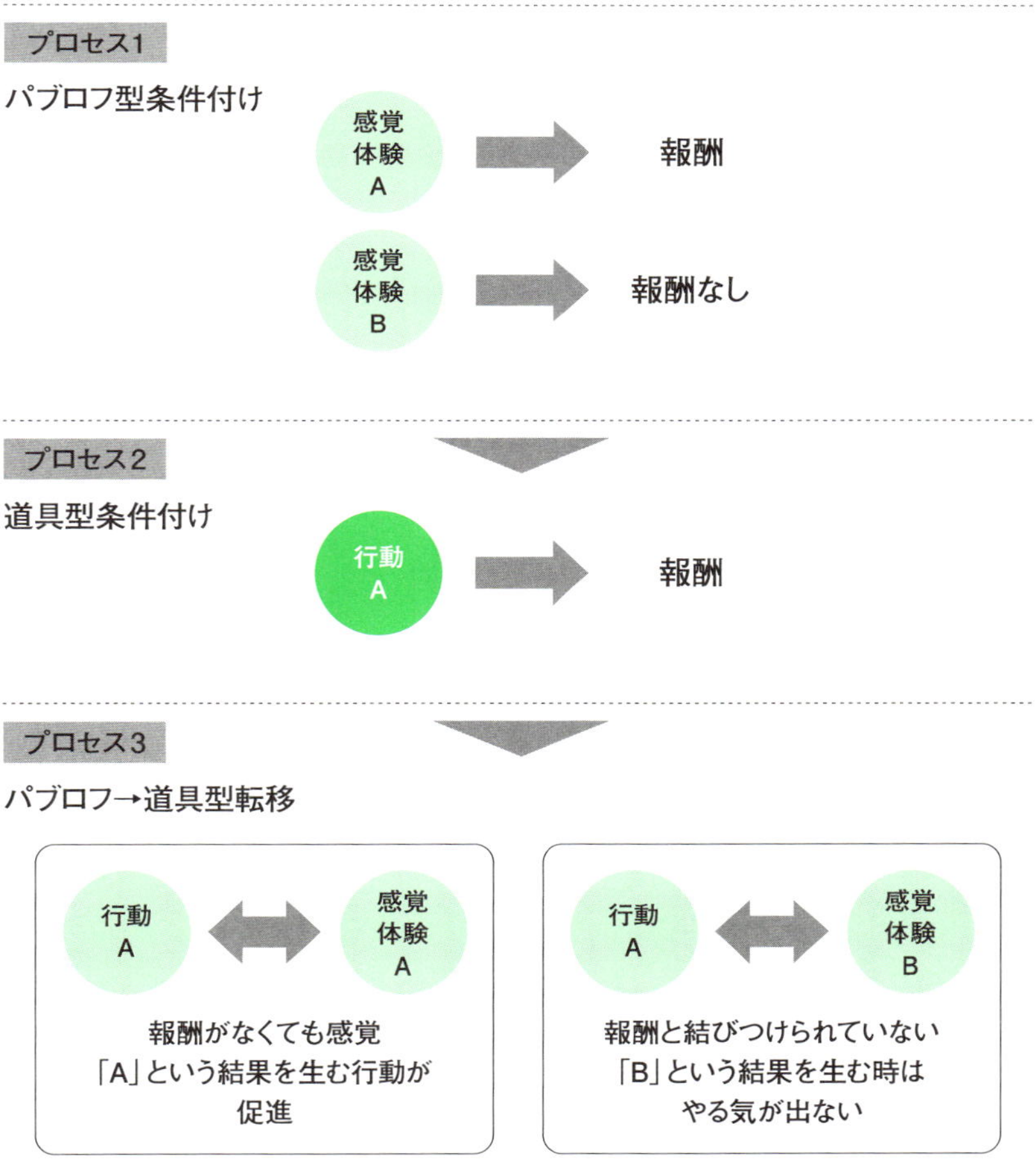

なにかを買う時、脳はどのように情報を処理するのか

商品の価値を見定める3つの神経基盤

ここまで「学習」をキーワードに人間の好みの形成を見てきましたが、実際に店頭やＷＥＢサイト上でモノを買う際、私たちの脳が情報を処理するにはどのような過程があるでしょうか。

たとえば昼休みに食堂でランチを選ぶ時、消費意思決定プロセスにはおおまかに次のような段階が存在すると考えられます。

1. 現状の把握：お腹が減ってるか（内的）、食堂でどこが混んでるか（外的）を把握
2. 選択肢の価値評価：カレーにするか、ラーメンにするか、それぞれの価値を計算
3. 行動選択：カレーの食券ボタンを押す
4. 結果の評価：カレーがおいしかったかどうか
5. 学習（2. 価値づけを更新）：おいしくなかった場合は次回から価値を低めに評価

この中で特に重要なのが、「商品の価値を見定める」2.のプロセスで、これをおこなう神経基盤は3種類あるといわれています※1。

1. パブロフ型システム

行動の先にある結果を意図せずに、反射的に働くシステムです。脳の扁桃体や側坐核といった、爬虫類などにも見られるような低次な脳領域が関与し、生得的なものが多いです。たとえば、生後間もない赤ちゃんでも「甘いもの」を与えると喜ぶのですが、「酸っぱいもの」と「苦いもの」を与えるとギャン泣き（嫌悪反応）を示すような選好行動※2と関連します。

2. 習慣型システム

脳の線条体や皮質—視床ループなどが関与し、「学習」の結果として習慣化されるものです。たとえば、生まれつきは嫌いなコーヒーの味が、コーヒー牛乳を飲んだりして甘味やカロリーと学習されると好きになり、ブラックでも習慣的に飲むようになるようなプロセスです（この例は「フレーバー—フレーバー条件付け」と呼ばれます）。

3. ゴール指向型システム

行動の一次的な結果を超えた先にある目的の価値を計算・意図して働くシステムです。脳の背外側前頭前野（DLPFC）など、人間において特に発達している脳領域が関与します。たとえば、味としては好ましくない青汁のようなものを健康のために飲むなどの価値づけに関わります。ダイエッ

※1 Rangel, A., Camerer, C., & Montague, P. R. (2008). A framework for studying the neurobiology of value-based decision making. Nature Reviews. Neuroscience
※2 Steiner, J. E., Glaser, D., Hawilo, M. E., & Berridge, K. C. (2001). Comparative expression of hedonic impact: Affective reactions to taste by human infants and other primates. Neuroscience and Biobehavioral Reviews

消費意思決定モデルと商品の価値評価システム※

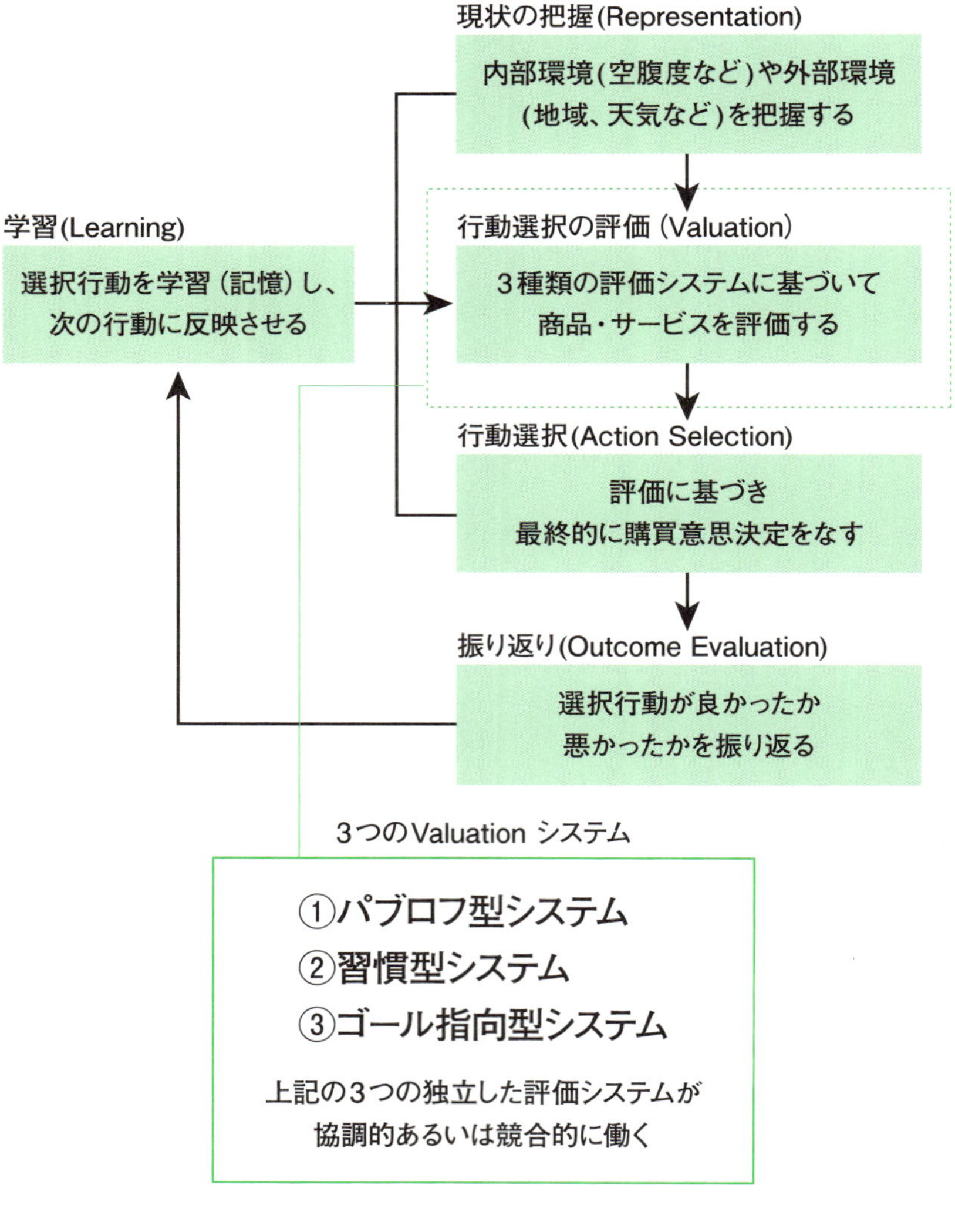

※ A. Rangel, C. Camerer, and R. Montague, A framework for studying the neurobiology of value-based decision-making. Nature Reviews Neuroscience, 2008, 9:545-556

ト中に背外側前頭前野が活動しない人は、こうしたゴール指向型行動がとれなくなる（ダイエット中なので、高カロリーの商品の脳内価値を下げ、サラダとか好きじゃないけどヘルシーなものの脳内価値を上げなければいけないのですが、それができなくなってしまう）という研究も報告されています[※1]。

思えば、現代のマーケットはこうした人間の価値づけシステムとともに進化してきたかもしれません。たとえば飲料業界を考えた時、「とりあえずカロリーのあるものを飲めればいい瓶のコーラ」というパブロフ型から、「いつでもどこでも習慣的に飲めるペットボトルのコーラ」という習慣型へ、そして「飲むことで脂肪の吸収を抑える機能性コーラ」という目的価値を持った商品へ進化しています。

やりすぎると、目的を失っても続けてしまう

機能性食品など「ゴール指向型」システムを狙った商品が流行っていそうですが、私たちの行動は「ゴール志向型」→「習慣型」に移ることも知られています。はじめはゴール型でも、ずっと行動していると、目的を失っても行動し続けるということです。

たとえばネズミの実験だと、ネズミにレバーを押させて、押すとエサが出てくるような単純なオペラント学習をさせます。その時、ネズミの行動は「空腹を満たすために餌をとる」という意味で、ゴール（目的）指向型といえます[※2]。しかし、ずーっとレバーを押し続けていると、たとえ満腹状

※1　Hare, T., Camerer, C., & Rangel, A. (2009). Self-control in decision-making involves modulation of the vmPFC valuation system. Science
※2　Corbit, L. H. (2016). Effects of obesogenic diets on learning and habitual responding. Current Opinion in BehavioralSciences.

態の時でもレバーを押し続けるのです。これが「習慣行動」、つまり目的のない自動的な行動です。そんなに学習していないネズミは、お腹いっぱいの時はレバーを押しません。学習のダークサイドというか、やりすぎると、目的を失ってもロボットのように続けてしまうのです。

これは、人間だと肥満の原因のプロセスとも考えられています。ぽっちゃり体型の私の例だと、昔はお腹が空いた時にマクドナルドのロゴを見れば、店内に入ってハンバーガーを食べていたのですが、ずっとそれをくり返すうちに、お腹が空いてなくてもマックを見ると入ってしまう習慣行動になってしまい、結果的に太っていく……ということです。

新しいブランドに変えたばかりの人は、新製品やほかのブランドを購入する確率が2倍ほど高くなる

ただ、肥満の人だけでなく、大多数の人の実際購買行動も習慣的であることがわかっています。

２０１７年に英国のグループが発表した研究※では、Ｔｅｓｃｏという英国の大手スーパーマーケットチェーンの協力を得て、約28万３０００人分、２５０週に渡る匿名購買履歴のデータセットを用いて、消費者がどの程度探索的（ブランドスイッチ）な行動をするかを分析しました（１人あたりの平均来店回数は１５２・２回）。

これまでの金銭報酬を用いたラボ実験の先行研究からは、「価値をすでにわかっているものを長く選んでいる回数が多いほど、価値がまだわからないものを探索的に選ぶ可能性が高い」ことが仮説

※ Riefer, P. S., Prior, R., Blair, N., Pavey, G., & Love, B. C. (2017). Coherency-maximizing exploration in the supermarket. Nature Human Behaviour

お腹が空いていなくてもハンバーガーを食べたくなってしまう理由

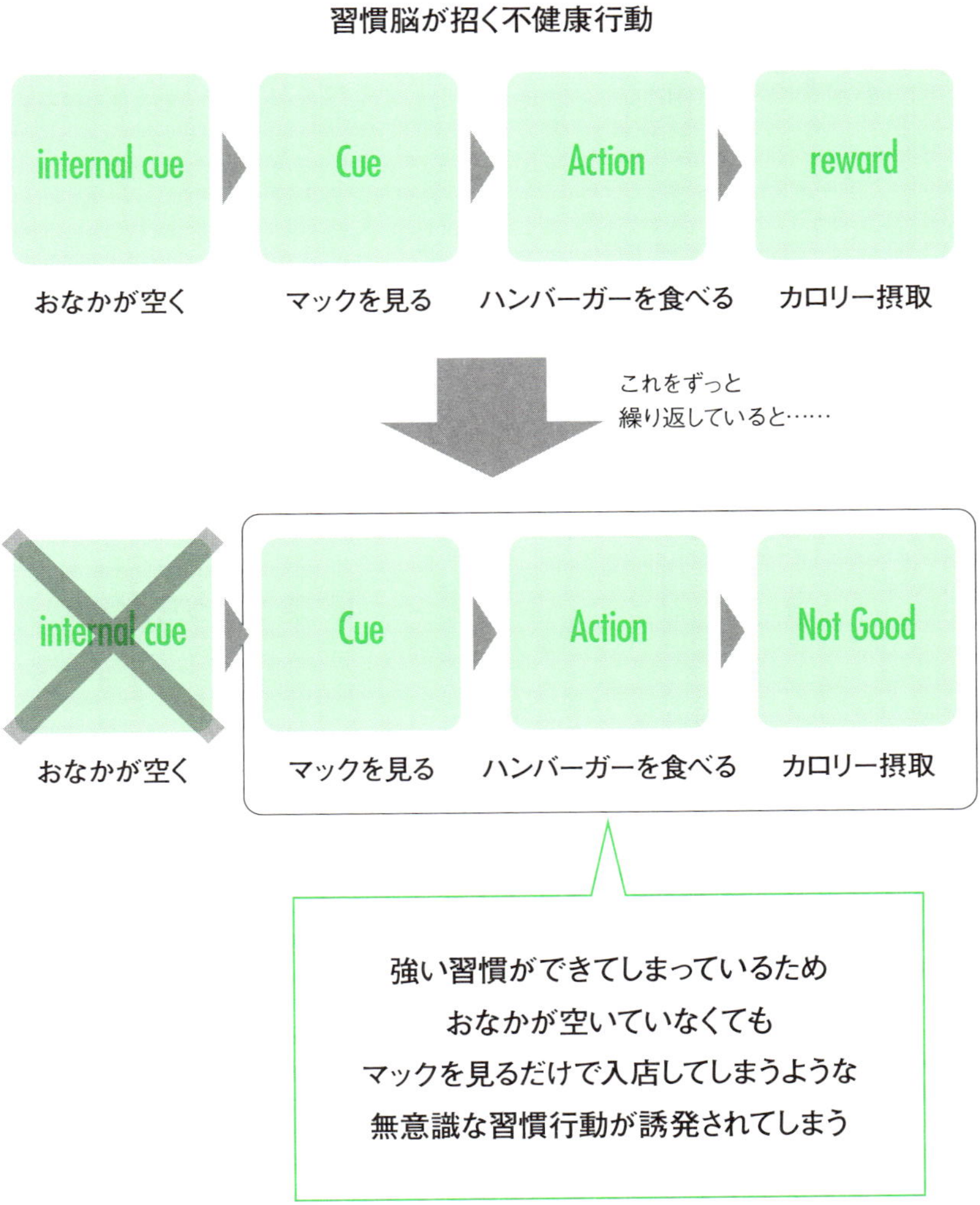

消費行動（ブランドスイッチ）の２つの仮説※

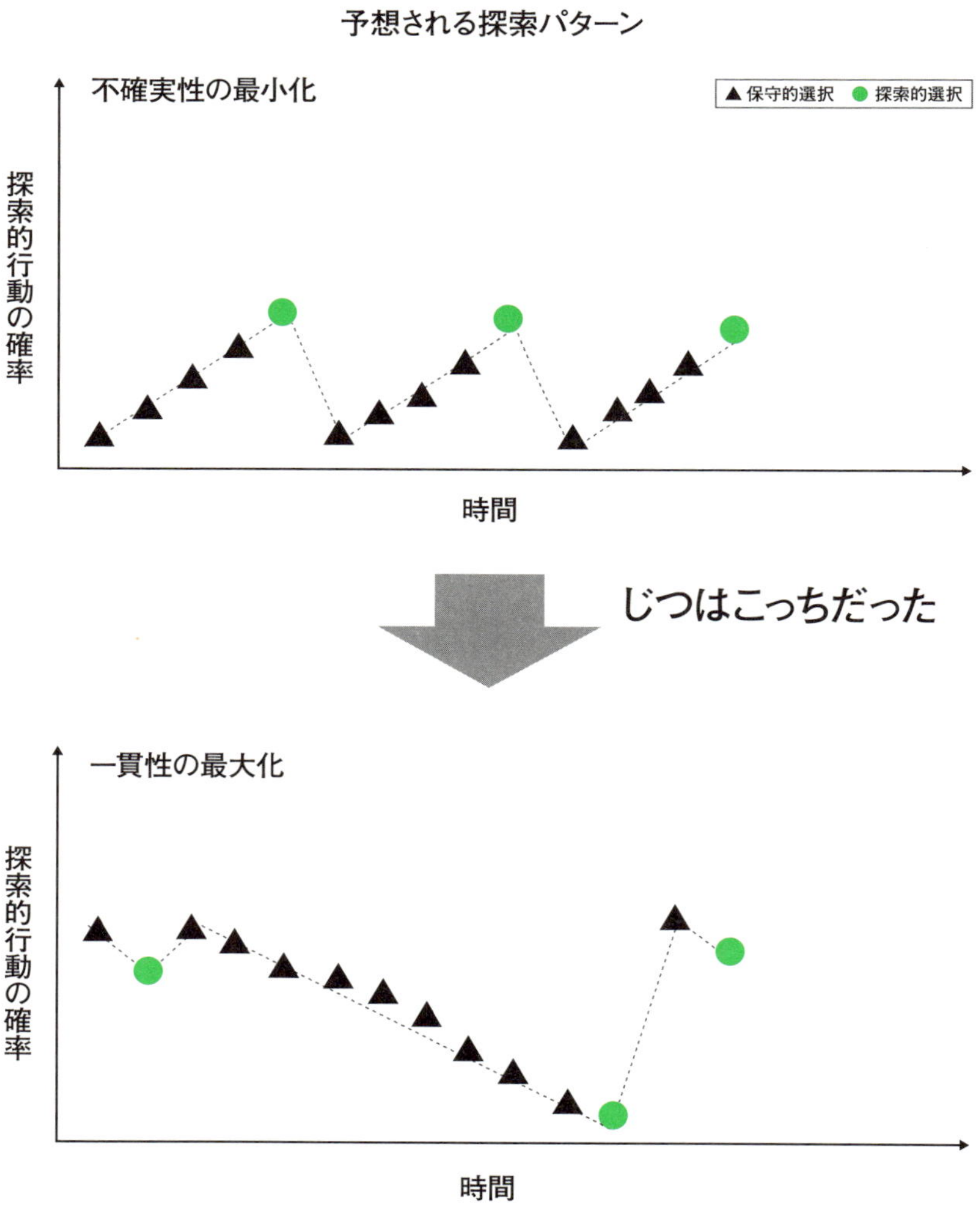

※ Riefer et al.（2017）を基に作成

づけられました。つまり、同じブランドを選び続けていると、ほかに浮気する確率が高くなる（未体験の商品を体験して不確実性を最小化する）ということです。しかし、ビール、パン、コーヒー、トイレットペーパー、洗濯洗剤、ヨーグルトの６つのカテゴリの時系列購買データを分析したところ、仮説とは真逆で、「８割の人は同じブランドを買えば買うほど、ほかのブランドに浮気をしなくなる＝習慣が強化されていく」ことがわかりました。

金銭報酬を与える課題と異なり、スーパーマーケットでの買い物のような消費者の主観的な価値判断（味の好みなど）が要求される場合には、好みと行動の一貫性が習慣づけられて、クーポンに惑わされなくなるようです。そして、新しいブランドに変えたばかりの人は、新製品やほかのブランドを購入する確率が２倍ほど高くなり、クーポンも効きやすいこともわかりました。

このように、消費者は多分に習慣的・自動的なので、やみくもなクーポンでブランドスイッチができると思っていたらまちがいです。その人が（ほかのカテゴリでもいいので）ブランドスイッチをした瞬間に自社のクーポンを配信するなどの施策が打てると効果がありそうです。

「ピークエンドの法則」でリピート購買をより促進する

一方で、再消費、つまりリピート購買されやすくなるテクニックも知られています。

再消費を考える前に、大原則として、感覚特異的満腹感（sensory-specific satiety）というものがあります。これは、同じものを食べ続けていると、ひと口ずつ「好ましさ」が減少していくというものです。好きな商品でも、大量に同じものを食べ続けると好きでなくなってしまうのです。

これを利用して、再消費を規定するのが「食べ始めの記憶」なのか「満腹後の記憶」なのか、そして「好き」だからリピートするのか「ほしい」から早くリピートするのかを、ピッツバーグ大学の研究グループが調べました※。実験では、43名のピッツバーグ大の学生に以下の2条件でチョコを食べてもらいました。

- 1個トリュフチョコを食べる【70kcal】
- 4個トリュフチョコを食べる【280kcal】

そして、食べた後に、チョコに対する「好き（liking）」と「ほしい（wanting）」を7段階で主観評定します。

実験終了後、チョコと交換できるクーポン（2週間有効）を渡し、それぞれの条件の被験者がいつクーポンを交換するかを記録します。この再消費までの間隔（ICI：Inter Consumption Interval）を、再消費の客観的な意欲の指標として利用しているところがミソです（リピート意欲が高いなら、被験者は短期間で交換する）。

結果、4個食べる条件では、チョコへの「好き」が減り、ICIも伸びました。また、ひと口目の「好き」という記憶よりも、食べ終わった後の「好き」の度合いがICIに影響していて、最後に口直しをさせてから再度食べてもらうとICIが短くなることもわかりました。

ということで、人間の再消費への意欲は、食べ終わった時の〝好き〟という記憶が影響してい

※ Garbinsky, E. N., Morewedge, C. K., & Shiv, B. (2014). Does liking or wanting determine repeat consumption delay? Appetite.

て、どうやら「食べはじめのおいしかった記憶」に「満腹後の飽和状態の記憶」が干渉（memory interference）しているからのようです。この現象は、「ピークエンドの法則」つまり一番いいことを最後に持ってきたほうがいい記憶が残る法則と一致しています。

臨床検査の領域でも、次の2つのグループでは、グループ2のほうがフォローアップのための検査（つまりリピート）を受ける人を10％程度増やせることがわかっています※。

グループ1：通常の苦痛を伴う結腸鏡検査を受ける
グループ2：通常の結腸鏡検査を受けた後、不快でない処置（結腸鏡の先端を直腸の中に数分残しておく）をする

ユーザー体験のデザインをする際はこの「ピークエンド」を忘れずにやることがリピート獲得の大きな原動力となるはずです。

※Redelmeier, D. A., Katz, J., & Kahneman, D. (2003). Memories of colonoscopy: a randomized trial. Pain

ニューロテクノロジーをマーケティングに役立てる

ここまでは、脳のメカニズムや消費者の行動様式を理解して、マーケティング施策に応用していくことを展望してきました。ここからは、実際に神経科学の方法論、ニューロテクノロジー、特に脳計測技術をマーケティングに活かしていく事例を見ていきます。

脳計測の意義とは

そもそもの前提として、脳を計測する価値とはどのようなものでしょうか。

時として消費者自身も気づかない「無意識な知覚や価値評価」を明らかにできることが脳計測の特徴です。その価値には、大きく「定量」と「定性」の2つの側面が存在すると考えています。

●脳計測の定量的価値

定量的側面の価値としてまず挙げられるのは、従来の手法よりも精度よく消費者の反応を予測でき

神経科学のマーケティングへの貢献ポイント※

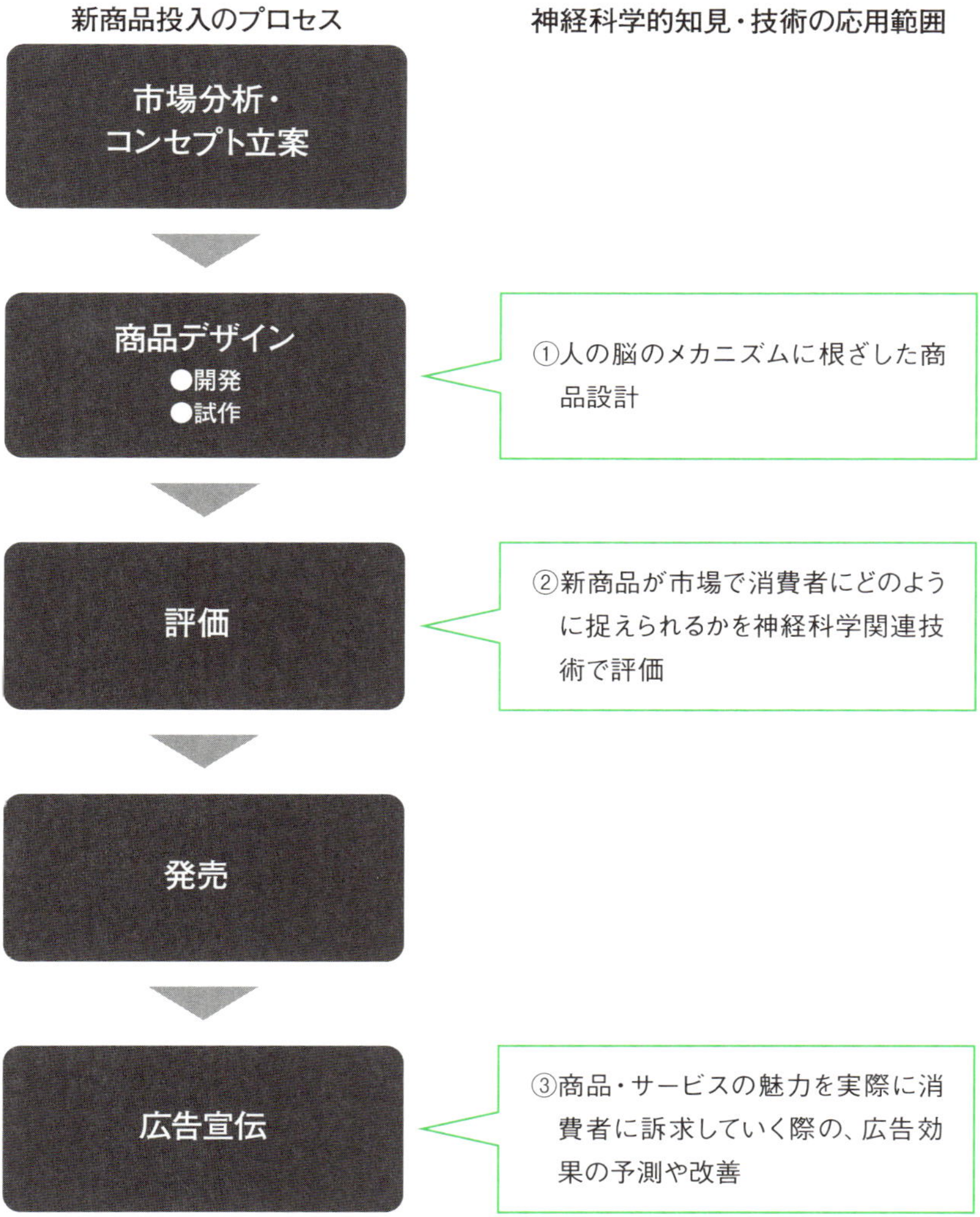

※ Ariely, D., & Berns, G. S. (2010).Neuromarketing: the hope and hype of neuroimaging in business. Nature Reviews Neuroscienc

る点です。古典的なアンケートやグループインタビューなどの言語・主観ベースの回答は、実際の個人の行動、そして個人の集まりである市場の動きを必ずしも反映しないことは、多くのマーケッターの現場的感覚として認識されています。そこで、脳計測により高い精度で消費者の反応が予測できるなら、従来の広告評価手法を補完する形で価値があるといえるでしょう。

もう1つは、サンプルサイズの規模が小さくても説得力がある点です。従来のWEB調査など言語ベースの調査では、性年代にモニターを割りつけて、1000サンプル程度回収した結果を平均化することにより、狙った市場（対象となる母集団）の動向を分析することが多いです。しかし、脳研究では十数人という少数の「脳情報」でも、大きな集団にも予測力を持ちえることが報告されており（詳細は後述）、「データの質が良ければ量はいらない」という価値につながりそうです。

●脳計測の定性的価値

脳計測の定性的な価値として挙げられるのは、いままで見えなかった製品や広告に対する消費者の内的なプロセスを可視化できる、「新たな目」としての側面です。たとえば、動画広告を視聴中のリアルタイムな「知覚」に関する情報は、記憶に残らなかったり、言語で説明しにくいという点で、主観報告が困難です。そこで、視聴中の消費者の脳内の情報表現を脳計測により理解できれば、客観的に評価することが難しかった広告全体の感覚体験の定量化ができるようになります。たとえば単純な広告効果の評価だけだと、「どんな広告」がいいかはわかりませんが、質的な感覚体験の定量化と組みあわせることができれば、具体的な改善施策につながっていきます。

一連のマーケティングプロセスを考えた時に、脳計測が役に立ちそうなのは、次の2点だと考えられています[※1]。

1. 製品・サービスの仕様が本当に売れるものかを評価し、改善するために利用する
2. 広告宣伝＝広告効果の予測や改善に利用する

「本当に売れるか？」を評価する

新たに開発した商品を評価する時、従来の会場調査などの言語報告データによらず、脳の反応を見るほうが正確な予測ができるかもしれない――そうした期待が現実味を帯びてきたのは、ｆＭＲＩを中心とした脳機能イメージングの進歩と実績によるものです（くわしくは第4章で触れます）。米国のブライアン・ナットソン先生らのグループが２００７年、40種類の商品を見せて購入するかという実験をｆＭＲＩの中でおこないました[※2]。具体的には、次のプロセスで実験しました。実際に購入させることで、現実の購買行動における価値判断に近似させる手続きをとっています。

1. ＭＲＩ装置内で商品（チョコレート、カメラなどの日用品）の画像が提示される。
2. 提示された商品の価格情報が提示される（各商品の実際価格の０・25倍の価格＝ｍｉｎ８ドル〜ｍａｘ80ドル）。
3. 提示された商品を購入するかいなか回答する。

※1　Ariely, D., & Berns, G. S. (2010). Neuromarketing: the hope and hype of neuroimaging in business. Nature Reviews Neuroscience
※2　Knutson, B., Rick, S., Wimmer, G. E., Prelec, D., & Loewenstein, G. (2007). Neural predictors of purchases. Neuron

4. 上記を1試行として40試行（40商品）おこなう。
5. 各計測終了後、各商品に対する好み度合い（選好度）を7段階で評定してもらう。
6. 各商品に対して、買いたいと思う金額（WTP：Willingness To Pay）を答えてもらう。
7. 買うと判断した商品のうち1つが実際に被験者宅に2週間以内に郵送され、購入してもらう。

結果、側坐核（Nacc）の活動が、商品に対する好み度合いと相関を示し、割安（提示価格がWTPより低い）と感じている時は前頭前野内側部（MPFC）の活動量が減少、割高だと感じた時は島皮質（Insula）の活動が増加していました。さらに、購買行動を予測するために、主観報告と脳活動を回帰子（予測に使うということ）としたロジスティック回帰分析（買うか買わないかの二値予測）をしたところ、主観報告だけの場合より、脳活動を組み入れたほうがより正確に予測ができることがわかりました。

側坐核など、脳の深部にある構造体は、商品への購買動機といった「価値」のエンコーディングがなされている重要な場所です。現在、ヒトを対象とした非侵襲的な計測では、fMRIが唯一これらにアプローチできる技術です。

そうした利点から、fMRIは商品の価値評価には非常に優位性を持つのですが、一方で課題もあります。紹介したような商品画像を用いる研究は比較的容易である一方で、fMRIはスキャナーの物理的・構造的特性から、実環境に近い形で「飲む」「食べる」「使う」など製品の中身を体験している時の反応を取得することが困難です（嚥下や運動による動きがノイズ・アーティファクトとなるため）。

ブライアン・ナットソンらのfMRIによる購買判断実験※

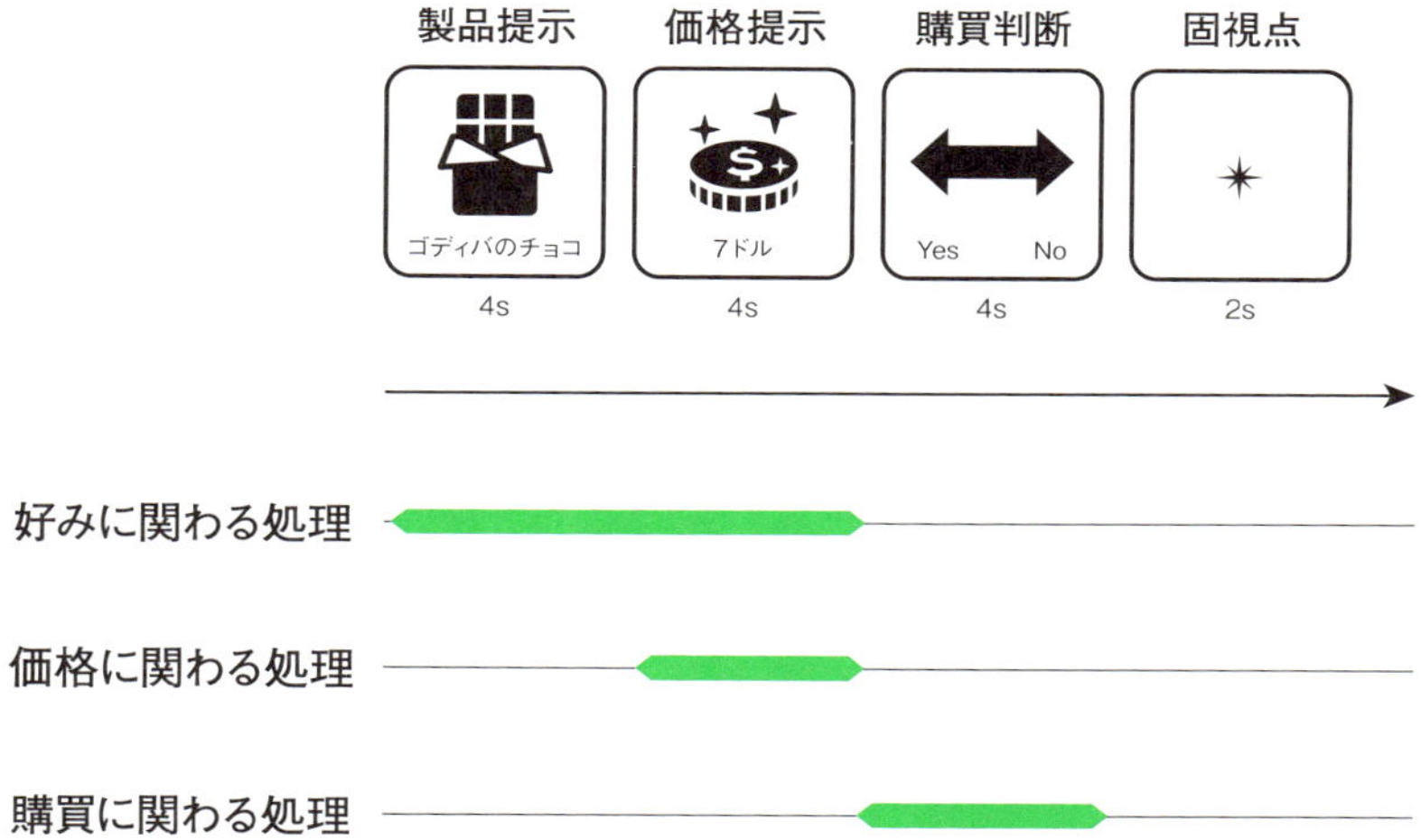

(Shop task)

①MRI装置内で商品(チョコレート、カメラ等の日用品)の画像が提示される。
②提示された商品の価格情報が提示される(各商品の実際価格の0.25倍の価格:min8ドル〜max80ドルの商品)。
③提示された商品を購入するかいなか回答する(その後固視点)。
④上記を1試行として40試行(40商品)をおこなう。
⑤2週間以内に再度同じ実験(40商品)をおこなう。
⑥各計測終了後、各商品に対する好み度合(選好度)を7段階で評定してもらう。
⑦また、各商品に対する買いたいと思う金額(Willingness to Pay)を答えてもらう。

※買うと判断した商品のうち1つが実際に被験者宅に2週間以内に郵送され、購入してもらう。
(実際に購入させることによって、現実の購買行動における価値判断に近似させるため)

※Knutson et al.(2007)を基に作成

ただ、そういった課題には、特定のブランドロゴでラベリングしたジュースを飲ませるなど古典的な「条件付け」の手続きを踏むことで、視覚実験へと落としこめます。具体的には、図形を見せた直後にジュースを飲んでもらう、ということのくり返しにより、そのジュースの味覚特徴やジュースへの好みが「図形」へ転移（学習）され、図形を見ている際の（飲みこむなどの運動を必要としない）脳の反応が評価できます※1。

これはある意味、消費者がペットボトルの清涼飲料の「味」と「ブランドラベル」を学習し、おいしかったものは店頭でラベルを見て、価値を想起して再購買をするという一般的な過程を実験環境で再現したものであり、現実に即したプロトコルといえるかもしれません。

このように、fMRIの測定上の制約を実験プロトコル上の工夫で乗り越えるなどして、「商品」がいかに消費者にとって価値があるのかを従来の方法を超えて評価できるようになってきているので、いろんな製品特性と脳の感じる価値との間をモデル化するなどの試みが進んでいくと思っています。そうすれば、意識上では答えられない価値のある商品設計が実現できるかもしれません。

たとえば、東北大学にいらっしゃる鈴木真介先生は、23名の被験者に56種（果物、甘いお菓子、肉料理、ヨーグルト、サラダ、ポテトチップスなど）の写真を見せ、その食べ物にいくらお金（0ドル、1ドル、2ドル、3ドル）を払うかを決めてもらう実験をfMRI内でおこないました※2。その後、その食べ物に特定の栄養素をどれだけ含んでいそうかを回答してもらったところ、被験者は食品に含まれる栄養素がそこそこ正確に当てられることがわかりました。

そして、その栄養素という商品属性の推測情報にもとづいて、私たちは食べ物の価値を決めていることがわかりました。特に脂質、炭水化物、たんぱく質、ビタミンの4種類の含有量の情報を食

※1　O' Doherty, J. P., Buchanan, T. W., Seymour, B., & Dolan, R. J. (2006). Predictive neural coding of reward preference involves dissociable responses in human ventral midbrain and ventral striatum. Neuron.
※2　Suzuki, S., Cross, L., & O' Doherty, J. P. (2017). Elucidating the underlying components of food valuation in the human orbitofrontal cortex. Nature Neuroscience

品価値（いくら払って買うか）の計算に使っていた（カロリーは無関係）のです。そうした「商品の属性（栄養素）」の情報は外側眼窩前頭皮質（ｌＯＦＣ）で表現され、「いくら出して買うか」という価値の統合は、内側（ｍＯＦＣ）で表現されていました。

このような「製品の特長・仕様」―「製品の価値」間の神経モデルは、なにも食品だけでなく、日用品や化粧品でも作れます。本質的な商品価値を追求するにあたって、有益なアプローチではないでしょうか。

広告効果の予測・改善をする

商品価値を評価するのと同様に、言語報告によらない広告効果の予測や評価に脳計測を活用することが注目を集めています。その背景にあるのは、企業の広告投資額が決して小さくはない中で、その投資対効果をいかに定量評価できるかという（広告主にとっては）長年に渡る課題感であったり、広告の制作段階における経験と勘に頼ったプロセスを変えられる可能性への期待であると考えられます。

米国の研究グループが２０１４年に報告した研究では、10数名が『ウォーキングデッド』というドラマを視聴中の脳活動データ（ｆＭＲＩと脳波）を用いて、全米の視聴率や広告評価、さらにはシーンごとのツイート数までも予測できることが示されました※。

また、テンプル大学とニューヨーク大学が、〝Ｎｅｕｒｏ２〟というプロジェクトの中で、既存の

※ Dmochowski, J. P., Bezdek, M. a., Abelson, B. P., Johnson, J. S., Schumacher, E. H., & Parra, L. C. (2014). Audience preferences are predicted by temporal reliability of neural processing. Nature Communications

言語ベースのアンケート評価と、神経科学的手法（ｆＭＲＩ、脳波、アイトラッキング、心拍・呼吸・発汗）のどちらがよりテレビＣＭの効果（投下量に対する需要増加＝広告弾力性）を予測できるかを比較したところ、ｆＭＲＩで捉えることのできる脳の腹側線条体（側坐核など）の活動（のみ）で、従来の評価を超える精度で広告効果を予測できたことを報告しています※1。

前の事例もあわせて、少数のサンプルの脳情報から大規模な社会集団の広告やコンテンツへの反応を従来の方法を超えて予測するのは、だいぶ可能になってきたといえるでしょう。

脳情報のデコーディングで動画広告の質的な評価をする試み

広告効果を予測するだけでなく、何がその効果に影響を与えるのかを評価しないと、なかなか改善には至りません。「広告」というマーケティング施策の中核プロセスは、「商品・サービスの価値を視覚・聴覚的な入力刺激として表現し、購買行動へ誘なう」という、すべて脳内でおこなわれるものです。このプロセスを定量的に理解することは、よりよい広告活動を目指すには有益だと思いませんか？

ＮＴＴデータの矢野亮さん、情報通信研究機構（ＮＩＣＴ）脳情報通信融合研究センター（ＣｉＮｅｔ）の西本伸志主任研究員、西田知史研究員らとともに私自身がチャレンジしてきた、「脳情報解読技術」を応用した事例を少し紹介します※2。

脳情報解読技術は第４章でくわしく解説しますが、この件の方法を少しお話しすると、１人あたり

※1 Venkatraman, V., Dimoka, A., Pavlou, P. A., Vo, K., Hampton, W., Bollinger, B., … Hampton, W. (2015). Predicting Advertising Success Beyond Traditional Measures: New Insights from Neurophysiological Methods and Market Response Modeling. Journal of Marketing Research ※2 Nishida, S., & Nishimoto, S. (2017). Decoding naturalistic experiences from human brain activity via distributed representations of words. NeuroImage. ／茨木拓也、萩原一平「脳科学が拓く新たなマーケティング・コミュニケーション」日経広告研究所報、50(2)、17-23（2016）／茨木拓也、矢野亮、萩原一平「機能的磁気共鳴画像法（fMRI）による生体反応の測定」オペレーションズ・リサーチ、61(7)、435 - 441（2016）

約3時間、休み休み動画広告（ＴＶＣＭ）を見てもらいます。その際のｆＭＲＩによる脳活動データから、デコーディングモデル（脳活動から認知内容などを推定する数理モデル）を作成し、評価対象の動画広告の印象などを解読します。

モデルの作成にあたっては、まず訓練動画として多様な動画広告に対する脳活動データを記録するとともに、訓練動画のシーンごとに「テキストアノテーション」というラベリング（そのシーンが「女性」なのか「かわいい」のかなど）を施します。それらの組みあわせを大量に用意することで、機械学習によって「こういう脳活動パターンの時は、こういう知覚内容」と対応させられる数理モデルを作成できます。

こうしたプロセスを経てデコーダーを得ることで、評価したい動画広告の秒単位の知覚予測を定量的におこなえます。これは、言語のレポートに依存せずに広告の質的な側面を定量化する、貴重な技術となりました。また、デコーダーを作る前の脳活動データは、私たちが外界（この場合は動画広告）の情報を、網膜と鼓膜を通していかにエンコードしているかという貴重な情報となります。つまり、脳は一種の「特徴抽出機」「エンコーダー」として捉えることもできるわけです。

現在、私たちは、１００人弱の被験者の長時間に渡る動画に対する脳活動データを蓄積・モデル化し、「こういう動画を見せると、こういう脳活動が起こる」という脳のエンコードプロセスをシミュレーションできる、一種の仮想脳をつくっています。このエンコードモデルで脳情報表現を予測し、動画の効果の情報、たとえば動画ごとのクリック率などを目的変数に、回帰（予測）モデルなどを構築することもできます。単純なディープラーニングなどより精度が高くなることがわかっています。

脳科学はクリエイターの創造性を支援できる〝普通のツール〟となっていく

これまでの脳計測の使われ方は、広告出稿の前後で動画広告を定量的に分析・評価し、その投資の妥当性や今後のマーケティング戦略の改善を支援するもの＝つまり「広告評価」にフォーカスされることが多かったようです。もちろん、そのような評価は大変意義深く、きちんとした効果検証があってはじめて次回以降より精度の高い広告活動ができるようになるとは思います。しかし、それ以上に重要で、今後求められることは、「次にどんな手を打つか」に関するプランニングの高精度化です。いかに着弾観測が精緻になろうと、狙ったところに届かせるために、広告のクリエイティブを修正するための技術がないと、さながら診断技術だけ伸びて治療技術がない状態と同じです。

そこで紹介したような脳の情報処理プロセスを仮想化するモデルをつくることで、一種の「仮想視聴者脳」を創り出し、その仮想脳に膨大なバリエーションのクリエイティブパターンを見せることで、目的とする行動をより効果的に起こせるような広告案を見つけることができるかもしれません。実際に、そのようなコンセプトで、私たちは通販会社のキューサイさんと実験をし、売上への効果を確認できました※。

このように、脳計測をはじめとする脳科学関連技術が、マーケティングにおいては「評価技術」から、実際の製品や制作物の「改善・処方技術」として、直接的な貢献を期待されるようになってきています。この流れは、広告・動画コンテンツだけでなく、食品・自動車など幅広い産業分野においても起こるのではないかと思います。なぜなら、創薬研究での相関の発見（ある疾患と相関す

※ https://corporate.kyusai.co.jp/news/detail.php?p=1801

広告が作用する仮説的プロセス

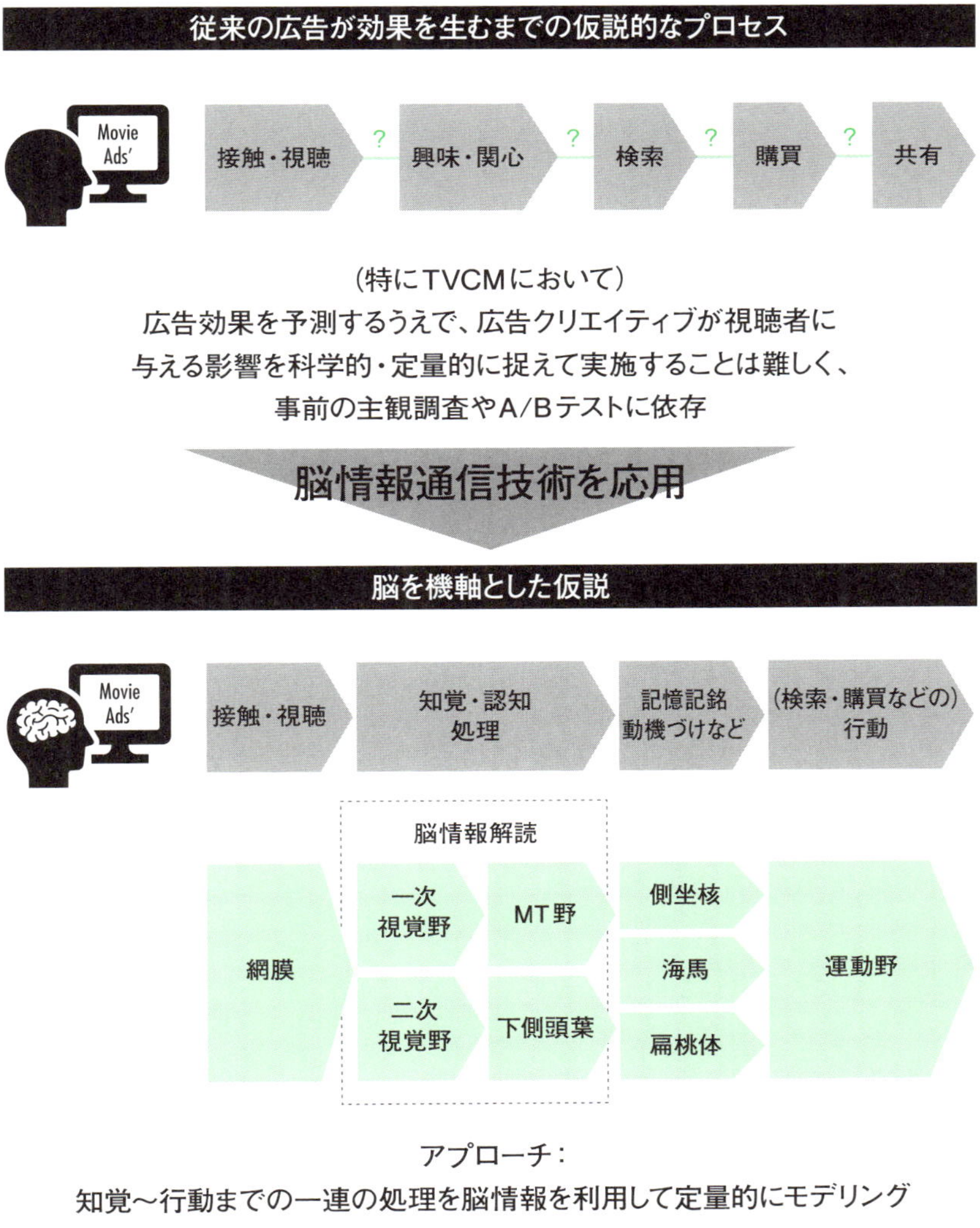

る分子の特定）↓因果の証明（分子を操作し、疾患の改善を観察することによる原因分子の特定）↓治療薬の誕生（原因分子を操作する処方薬の作成）というプロセスと同じように、製品・広告の価値を高めるための処方技術が求められるからです。

そうした潮流が進んで、脳科学が多くの製品開発者・クリエイターにとって、その創造性を支援できる普通のツールとなっていくのが、脳科学を活用した真のマーケティングの姿ではないかと思います。

脳情報解読技術の広告への適用

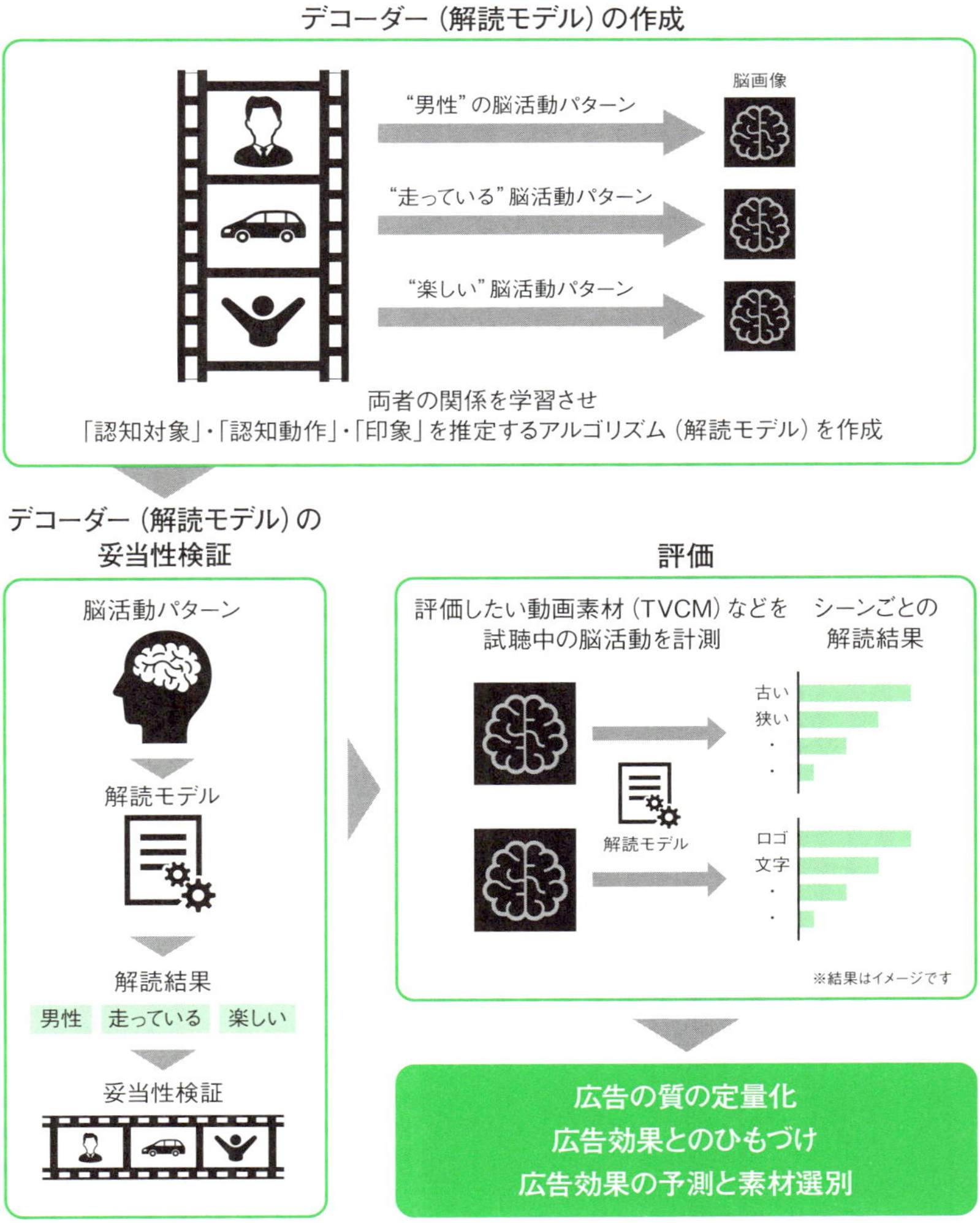

第4章
脳情報を読みとることで見えてくる可能性

NEURO
TECHNOLOGY
BUSINESS FRONTIER WHERE
MIND MEETS MACHINES

脳情報通信技術の基本

第3章ではマーケティングというやや俗世感のある実務の場面でニューロテクノロジーが貢献できる可能性を紹介してきました。ここからは、脳の情報処理を研究する神経科学が情報通信技術と融合して生み出されつつある新分野「脳情報通信技術」をお話しします。私は、この脳情報通信技術がニューロテクノロジーの中心分野だと思っています。

脳情報通信技術とは

「情報通信」というと、どんなものを思い浮かべるでしょうか？
古くは「狼煙」のようなものも該当しそうですし、「郵便」や「電話」も革命的なシステムでした。ちょっと前では「テレビ」。その名のとおり、視覚情報を遠隔地にリアルタイムで伝送する技術は相当普及しました。今ではやはりスマホでしょうか。SNSなどを通して、さまざまな情報をやりとりできます。

これらに共通するのは、情報を「表現する」「書きこむ」「貯蔵する」「伝送する」「読み解く」といったプロセスです。たとえば、適当に好きな音楽を思い浮かべてください。あなたが好きなミュージシャンは、なにか自分が表現したい世界観を「詞（言語・意味情報）」と「メロディ（聴覚情報）」にします。それを適当なビット深度・サンプリングレートでデジタルデータとして録音・エンコード（書きこむ）し、MP3などの音声ファイルに貯蔵して、インターネットを介し配信（伝送）します。そして、そのデジタルデータがあなたのスマホで再び音声信号に復号（読み解く）され、イヤホン→鼓膜を介してあなたの脳まで届くわけです。

そうした「情報通信技術」が「脳の情報」を対象に進化を遂げている分野が「脳情報通信技術」です。明確な定義は特にないのですが、文字どおり「脳」の「情報」を「通信」する分野だと思っていただいてかまいません。脳・神経系が扱う情報をおおまかに分けると、次のとおりです。

- センサー系＝外界や身体内部の状態を各種感覚器で受容した感覚情報
- 運動系＝筋肉を動かす計画などの運動情報
- 「感覚——運動」を結ぶ情報
  - →記憶（例：赤い信号を見たらブレーキを踏む）
  - →スキル（例：ボールがこの辺にきたら、ラケットをこう振る）
  - →感情（例：嫌いな人を見たら、避ける）
  - →認知状態（〝快適〟〝眠い〟といった瞬間的な状態や〝うつ〟といった定常性のある状態）

このように、種類や持続時間などは異なっても、脳に表現されているさまざまな情報やその処理様式の基礎科学的な理解にもとづき、脳情報の読み解き・書きこみ・伝送・仮想化する技術を「脳

脳情報通信技術の概要

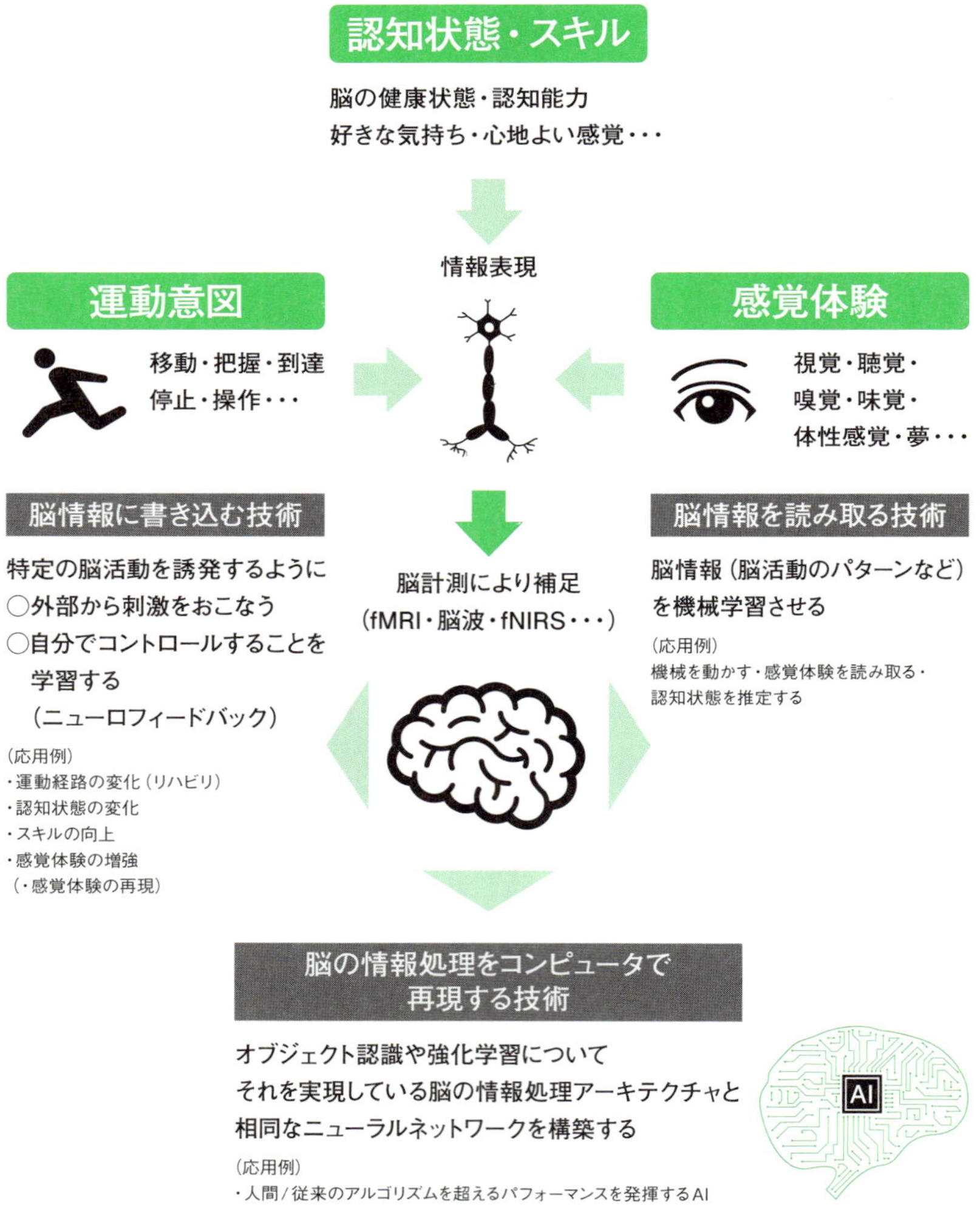

認知状態・スキル
脳の健康状態・認知能力
好きな気持ち・心地よい感覚・・・
情報表現
運動意図
移動・把握・到達
停止・操作・・・
感覚体験
視覚・聴覚・
嗅覚・味覚・
体性感覚・夢・・・
脳情報に書き込む技術
特定の脳活動を誘発するように
◯外部から刺激をおこなう
◯自分でコントロールすることを
学習する
（ニューロフィードバック）
（応用例）
・運動経路の変化（リハビリ）
・認知状態の変化
・スキルの向上
・感覚体験の増強
（・感覚体験の再現）
脳計測により補足
（fMRI・脳波・fNIRS・・・）
脳情報を読み取る技術
脳情報（脳活動のパターンなど）
を機械学習させる
（応用例）
機械を動かす・感覚体験を読み取る・
認知状態を推定する
脳の情報処理をコンピュータで
再現する技術
オブジェクト認識や強化学習について
それを実現している脳の情報処理アーキテクチャと
相同なニューラルネットワークを構築する
（応用例）
・人間/従来のアルゴリズムを超えるパフォーマンスを発揮するAI
AI

情報通信技術」と総称しています。

脳情報通信の進化を支える3つの要因

脳情報通信技術は、脳の「計測技術」と「介入技術」を中心に、さらに計測・介入に関わる情報処理や伝送、アクチュエーションで成り立っています。近年、急速にこの分野が進化しているのですが、その理由としては次の３つの要因が大きいと考えています。

1. 読みとり技術の発達：脳の状態をセンシングし、膨大な生データから意味のある高度な情報表現をとりだす解析技術が発達した
2. 書きこみ技術の発達：脳の情報表現に介入する技術で、情報表現と認知状態の因果的な関係を見出しながら情報を書きこむことがある程度できるようになってきた
3. 仮想化技術の発達：機械学習、特にニューラルネットワークの分野で、脳の情報処理アーキテクチャに近いデザインでモデルを作り、シミュレートできるようになった

この章では、1.の脳情報のセンシングと読みとり技術に焦点を当てます。

脳の情報表現を理解する——センシングと読みとり

「脳の情報はどのように表現されるか」に関しては、線虫、ラット、サルなど多様なモデル生物を使った神経生理学的アプローチの積み重ねで少しずつ理解が進んできています。まずは、脳以外のものも含めて、人間を対象とした各種の計測手法をご紹介します。

「とりあえず脳を計測」では徒労に終わりがち

脳の中のミクロの世界で起きているのはイオンの流入や神経細胞の発火なのですが、それを人間が観察するのは困難です。近年、人間の計測技術として発展を遂げているのは、次の2つです。

- 高価・高精度の大規模装置を使用した脳計測装置（fMRIなど）
- 小型・安価・簡易なウェアラブル生体センサー

「これが一番だ」という計測手法はなく、それぞれの長所・短所を理解したうえで、さらに脳だけではなく心理・行動・生理データ（心拍などの自律神経データ）と組みあわせ、目的から遡ってデー

脳情報を読みとる技術、書きこむ技術

	脳情報通信技術				
	脳情報を読みとる技術		脳情報に書きこむ技術		
要素区分	侵襲型	非侵襲型	侵襲型	非侵襲型	ニューロフィードバック
計測・介入技術	●皮質表面の脳活動計測 ・埋込電極（剣山／マイクロアレイ） ・ECoG（皮質脳波） ●脳深部の脳活動計測 ・深部電極	●皮質表面を中心とした計測 ・EEG（脳波・脳電図） ・NIRS（近赤外線分光法） ●脳深部までも計測 ・fMRI（機能的核磁気共鳴画像法） ・MEG（脳磁図）	●皮質表面への介入 ・ECS（直接皮質刺激） ●脳深部への介入 ・DBS（脳深部 刺激） ●感覚器の入力 ・人工内耳・網膜	●電気的介入 ・tDCS（経頭蓋直流電気刺激） ・tACS（経頭蓋交流電気刺激） ●磁気的介入 ・TMS（経頭蓋磁気刺激）	・ニューロフィードバック ・デコーディッドニューロフィードバック ・バイオフィードバック
プロセス（情報処理・脳情報解析技術）	●信号処理 ・ノイズリダクション処理 ・SN向上技術（アクティブ電極等） ・周波数解析（FFT・ヒルベルト変換・ウェーブレットなど） ・事象関連活動の抽出（事象関連電位） ・電流源推定 ・脳情報の解読技術（SVM・スパースモデリングなどの機械学習）		●入力信号の時間的・質・量的パターンの生成 ・刺激の時系列パターン生成（刺激プロトコル） ・リアルタイム処理による刺激タイミングと内容の決定		目標とする脳状態と現状の状態の判別と誤差の定量化 ※リアルタイム処理
コミュニケーション（通信）	・センサー・処理部とアクチュエーターとの通信手段（有線・無線（Bluetooth、Wi-Fiなど）） ・処理の基盤（クラウド処理タイプとローカル処理タイプ）		・刺激装置とセンサー・刺激生成器との間の情報伝達技術（埋め込み方法・有線／無線）		・リアルタイムに被験者に脳状態と目標状態間の情報をフィードバック
アクチュエーション（動かす技術）	●運動装置 ・義肢 ・ロボットアーム ●移動装置 ・車イス ・自動車 ・航空機 ●運動補助装置 ・リハビリ用動作アシスト装置 ・パワーアシストスーツ	●家電機器など ・家電操作 ●コミュニケーション ・情動状態・意思の伝達 ・文字入力 ●情報フィードバック ・理想的な脳活動パターン獲得のためのリアルタイムな脳状態のフィードバック			

タの利活用のグランドデザインをする必要があります。次ページの図に示したとおり、計測だけで何か知見が得られることはありえず、それを適切な前処理と、機械学習やモデリングなどの高度な解析を経てはじめて研究として成立しますし、ひいてはビジネス・事業を進めるうえでも有益なものとなります。

脳科学で事業をやるとなると「まず脳波を測ればいいんでしょ」という方も多いのですが、脳を測らなくても、行動データだけで済む場合も多いです。「とりあえず脳を計測」から始めても、基本的には徒労に終わることが多く（「脳波をとったけど何を意味するかわからない」という相談はけっこう多いです）、研究の全体像の設計は留意すべき重要事項です。

人間計測技術の全体像

人間を対象とした脳の計測技術は、133ページの表に示したとおりです。大きくは「主観」と「客観」の指標に分かれます。

●主観指標

主観指標としては、古典的なＳＤ（Semantic Differential）法※などが製品の官能評価では多用されます。最近は、スマホをはじめとしたスマートデバイスの進化で、実際の製品の使用シーンなど、実験室外での心理評価できるようになってきています（「リアルタイム心理計測」といいます）。こ

※香ばしい／香ばしくない、などで対になる概念間の相対的位置を、7段階などに分けて、○をつけてもらう方法。

人間の情報を事業に応用するまでのプロセス

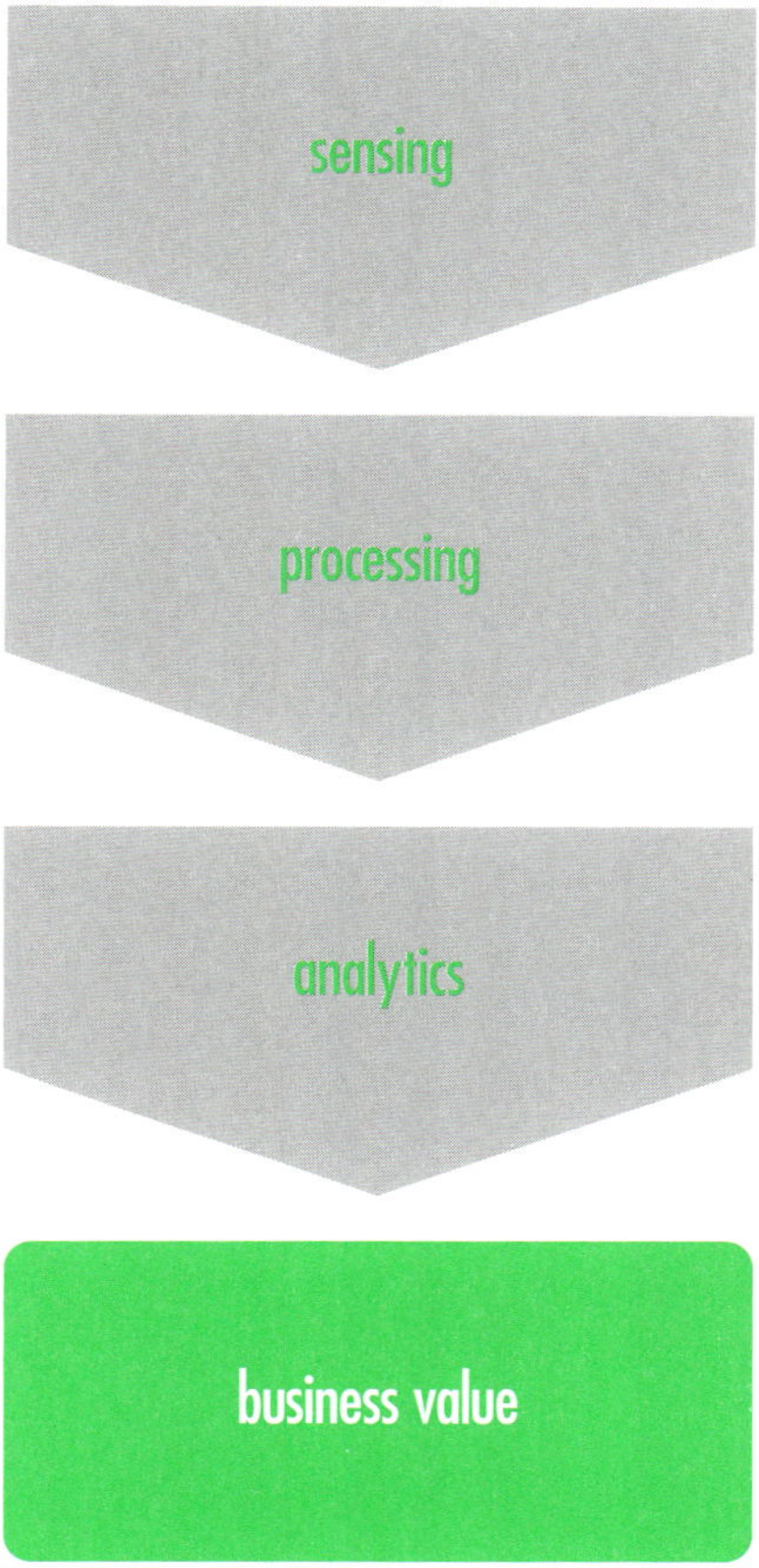

sensing
- 脳波
- fMRI
- 生体データ（心電など）
- 行動
- 心理
- 画像（顔画像など）
- 自然言語情報（WEB・SNSなど）

processing
- フィルタリング
- 周波数分析
- ノイズコレクション
- 構造化
- 可視化（プロット）

analytics
- 機械学習（ML）
- コンピュータビジョン（CV）
- モデルフィッティング
- 統計解析

business value
- 製品・空間の評価技術
- 売り場改善
- 広告効果の定量的理解と予測
- 次世代マーケティング
- 製品へのセンサー組み込み
- ロボット開発

どのようなヒューマンセンシングが、どのような処理・解析を通し、
どのような事業のどのような問題解決につながるのか。
テクニカルな面もふまえて、横断的かつ縦断的に計画・実行することが必要

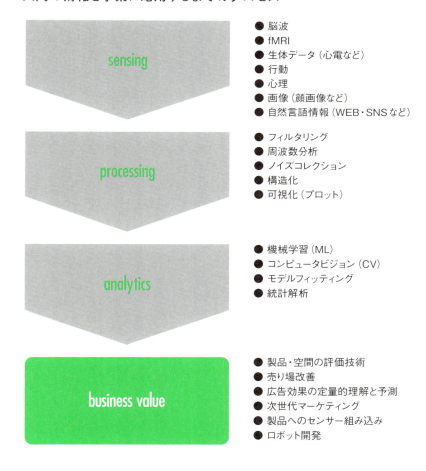

うした手法で、より製品の利用の実態に即した被験者の評価結果や、記憶によるバイアスを最小化したデータを取得できます。

●客観指標

客観指標としては大きく、生体信号を見るものと、行動を見るものに分かれます。神経活動の計測は生体信号計測に含まれますが、さらに神経活動計測でも次の2つに分かれます。

- ●大脳皮質を中心とした中枢神経の計測
- ●身体の自動的な反応である自律神経系の計測

非神経系の生体信号としては、脳からの信号による筋肉活動を筋電位・眼電位として捉えることもできます。また、アイカメラなどを利用した眼球運動計測装置も、ウェアラブル化が進んで利用しやすくなってきています。

発話や表情変化は、感情研究の文脈などで、客観的な行動指標としてよく利用されるものです。また、汎用的な行動指標として、選択肢の中から何かを選ばせる行動を、キーボード入力情報などで計測し、それらを元に被験者の選好や価値関数※を推定することもできます。

反応時間なども同様の方法で獲得され、条件間で比較することで、脳の処理方法の違いを客観的に明らかにする1つの指標となります。たとえば、「右か左に図形刺激が出てきたらボタンを押す」といった課題を出して、右に出す前にヒントとして右の矢印を見せてあげると反応が速くなる＝脳

※もらえるお金の量に対して脳が感じる価値がどう歪んで知覚されるかを示す関数。

産業応用を前提とした人間計測技術の全体像　利点と欠点

<table>
<tr><th rowspan="9"></th><th colspan="7">人間計測技術</th></tr>
<tr><th colspan="2">主観指標</th><th colspan="5">客観指標</th></tr>
<tr><td rowspan="7">主観・官能・心理評価
（SD法：Semantic Differentialやリッカート法など）</td><td rowspan="7">リアルタイム心理計測
（EMA:Ecological Momentary Assessment）など</td><th colspan="3">生体信号計測</th><th colspan="2">行動計測</th></tr>
<tr><th colspan="2">神経活動計測</th><th rowspan="2">非神経活動計測</th><th rowspan="2">対人計測</th><th rowspan="2">間接計測</th></tr>
<tr><th>中枢神経（脳）計測</th><th>自律神経計測など</th></tr>
<tr><td>脳波</td><td colspan="2" rowspan="2">心拍・脈拍・発汗・瞳孔径</td><td>発話・発声</td><td rowspan="4">機器・乗り物の操作情報など</td></tr>
<tr><td>fMRI</td><td>表情</td></tr>
<tr><td>fNIRS</td><td></td><td>筋電</td><td>反応時間・選択行動</td></tr>
<tr><td></td><td></td><td>眼電位・眼球運動</td><td>位置情報・活動量</td></tr>
<tr><th>利点</th><td>●簡易・歴史が古い</td><td>●記憶のバイアスがかからない</td><td>●意識や行動がとれなくても詳細な状態推定が可能</td><td colspan="2">●測定が簡易。覚醒度や情動など低次元の状態ならば推定可能</td><td>●機能的意義に強み（「選んだ」・「買った」）
●比較的データを手に入れやすい</td><td rowspan="2">●測定が簡易（特殊なセンサーの追加が不要）
●ほかの計測指標とのひもづけによって、情動・認知状態の推定が期待される</td></tr>
<tr><th>課題・限界</th><td>●精度の問題
●評価者の熟練度合に依存する</td><td>●精度の問題
●評価者の熟練度合に依存する</td><td>●機器の時空間分解能の限界や単一指標での意義の薄弱さが課題</td><td colspan="2">●応答の遅さ（時間分解能の低さ）と指標の粗さ（詳細な認知状態などの推定は困難）</td><td>●データの指標化に技術がいる場合がある（表情解析や選択行動モデリング）</td></tr>
</table>

が事前に刺激の情報を予測的に処理しているはず、などです。

ほかにも、ウェアラブルセンサーやスマートフォンの普及で、位置情報や活動量情報も、比較的容易に、かつ大量に得られるようになってきました。睡眠状態や日中の活動パターンなどの指標化を通じて、健康や社会行動の研究も進んでいます。

また、機器類を使用している際の行動を取得するにあたり、機械側のセンサー情報を利用する手法も存在します。特に自動車に関連する分野では、運転者の操舵（ハンドル操作量）や加速（アクセルの開度）などの操作情報の電子化が進んでいて、比較的かんたんにそれらの情報を利用できます。このように、ウェアラブル化、ＩｏＴ化で実社会の人間の情報を捉えることになったのは革命的で、どんどん応用的な研究が進んでいます。それは、美術の世界で絵の具がほぼ液体だったためにアトリエで絵を描けなかったところに、チューブに入れる絵の具が19世紀に発明されたことで屋外で描けるようになり、実際の風景の刹那的な印象を捉える印象派が誕生した状況に似ています。

以上のような計測技術は、それぞれ利点と欠点があります。再三になりますが、ゴールデンメソッドは存在しません。研究の目的にあわせて、計測方法を選定・組みあわせていくことが基本的な方略となることを覚えておいてください。

人の脳活動を計測する手法

次に、本筋の脳計測の分野について、手法別の概略を紹介します。これらのおおまかな利点と欠点を把握することは、計測の計画を立案するうえで不可欠となります。

ヒトの脳活動を非侵襲的（身体を傷つけない）に計測する手法として、よく応用研究で使われるのが次のものです。

- 脳波（ＥＥＧ：Electroencephalography）
- 機能的磁気共鳴画像法（ｆＭＲＩ：functional Magnetic Resonance Imaging）
- 機能的近赤外線スペクトロスコピー（ｆＮＩＲＳ：functional Near-Infrared Spectroscopy）

脳波は頭皮質上の電位、ｆＭＲＩとｆＮＩＲＳは活動部位の血流変化を記録・可視化するものです。

脳活動計測器の特徴としてよく比較される項目は、次の２つです。

- 時間分解能（どれだけ細かい時間変化まで捉えられるか）
- 空間分解能（どれだけ細かい部位の活動を捉えられるか）

脳波は、ｆＭＲＩと比較して時間分解能が高く、空間分解能が低い特徴を持っています。したがって、目的に応じて次のように使い分けられることが多いです。

人間を対象とした場合のおもな脳計測手法

	利点	欠点
fMRI Functional Magnetic Resonance Imaging	●高い空間分解能 ●脳深部まで測定でき、報酬系や辺縁系の活動も捉えられる ●血流上昇だけでなく、時空間パターンで脳情報を取得可能 ●脳の領野間の相互接続状況も分析可能 ●研究例が豊富	●コストの高さ（本体＋ランニングコスト） ●現場で計測不可能 ●低い時間分解能 ●磁性体を持ち込めない ●機器の中がうるさい
NIRS Near-Infrared Spectroscopy	●簡易にプローブを装着可能 ●乳幼児でも計測可能 ●結果がシンプル	●空間・時間分解能が悪い ●皮膚血流混入の可能性 ●脳血流の上がった下がった以外の指標が少ない ●研究例が少ない
EEG Electroencephalogram	●簡易な計測機器の増加 ●実現場でも計測可能 ●高い時間分解能 ●認知／情動など、研究例が豊富 ●機器費用が安価 ●実験実施・解析の障壁の低さ（MRIと比較して）	●シグナルが微弱で電気的なノイズに弱い ●空間分解能が悪い（電流源推定は可能） ●大量の試行回数が必要

●脳活動のミリ秒単位の時間変化をくわしく調査したい場合→脳波
●活性化している脳部位などをくわしく調査したい場合→ｆＭＲＩ

特に発展著しいのが、１９９０年ごろに登場したｆＭＲＩです。ｆＭＲＩは、脳の深部まで２〜３ｍｍ立方ほどの解像度で脳の活動（＝血流動態）を捉えることができる、画期的な技術です。とにかく空間分解能に優れていて、ほかのヒトを対象とした非侵襲的脳機能計測と比較して、情報の量・質ともに優位性があります。欠点である時間分解能の悪さも、近年、マルチバンドシークエンスなど撮像上のテクニックの向上により、全脳スキャンを１秒程度でできるようになるなど、技術革新が進んでいます。

一方で、産業応用上の障壁となるのはコストの高さです。１台数億円の導入費に加え、設置や維持にコストがかかるのが難点といえます。一私企業として保有する例は国内でもめずらしく、現状は研究機関との共同で利用する状況です（私が知る限り、国内の普通の民間企業でｆＭＲＩを保有しているのは花王くらいです）。

高額なｆＭＲＩと比較して、脳波（ＥＥＧ）は、計測器の簡易化が進み、企業が求めるような自然環境下でも計測できるようになってきているという利点があります。価格も、簡易なものであれば１００万円程度の投資で保有できるため、導入への障壁も低いといえます。ノイズに弱く、信号をとりだすのに試行回数が必要などの難点はあるのですが、歴史の長さの分、先行研究も豊富で、それらを参考に計測計画を立てるのが比較的容易という利点もあります。

ｆＮＩＲＳも、計測の容易さから、幼児向け研究で使われていたりします。

センシング技術×解析技術によるブレイクスルー

ｆＭＲＩが高い空間解像度を持つといっても、その解像度はせいぜい２ｍｍ四方程度です。その中には、10万のオーダーでニューロンが含まれているでしょう。また、いくら時間分解能が高くなったといっても、ニューロンの発火が１ミリ秒程度で終わるのに対し、ｆＭＲＩの時間解像度はせいぜい１秒が限界です。しかも、電気活動ではなく血流動態を捉える方法であるため、実際の脳活動を反映するには時間がかかります。そのような理由で、膨大かつ微小な私たちの脳内で起きている神経科学的現象を完全に捉えるには至っていないのが現状です。

それでも、これから紹介するような脳の情報を読みとれるようになってきたのは、解析技術の貢献が大きいといえます。上述のｆＭＲＩで取得されるような膨大で多様な脳情報データを、特定の目的変数（例：被験者が「右に行きたいと思っている」か「左に行きたいと思っているか」といったように予測・説明したい対象のこと）と関連づけてモデル化できるようになり、「こういう脳活動のパターンは、被験者が右に行きたいと思っている時に特有なものだ」ということがわかるようになっています。そうした、人間にはとても理解できない多様な脳活動パターンのデータを数学的に処理して理解する「機械学習」と呼ばれるアプローチが、脳科学の世界にも急速に普及しています。

ブレイン・マシン・インターフェースによって見えてきた可能性

運動機能を代替する

そうしたセンシング技術を使って脳情報の読みとりに関して応用研究が進んでいるのは、ＢＭＩ（ブレイン・マシン・インターフェース）と呼ばれる領域です。ちなみに、ロボットのようなイカつい機械を動かさなくともコンピュータと接続してさまざまな操作をするものは、ＢＣＩ（ブレイン・コンピューター・インターフェース）と呼ばれ、区別されています。今回は「脳情報通信技術」として紹介しますが、神経機能代替（neuroprosthetics）技術と呼ばれる領域の代表として扱われることが多いです。どんなものかというと、事故や疾患で身体を思うように動かせなくなってしまった患者さんを対象に、脳の情報を読みとって、ロボットアームや車いすなどの機械を動かす一連のシステムを指します。「ロックトインシンドローム（locked-in syndrome）」と呼ばれる、発話や手足でのコミュニケーション・運動ができない状態の患者さんたちにとっては、熱望される技術です。

ＢＭＩは、１９９０年代くらいにできた当初は、非常にシンプルな弁別（右か左か、など）くらいしかできませんでした。しかし、最近では「飲みものをとって口元に運びたい」という運動意図を読みとり、複雑な関節を持ったロボットアームを動かして飲み物を自ら飲めるようになるＢＭＩシステムが発表されています※1。さらに、２０１９年にＮａｔｕｒｅ誌に発表された研究※2では、皮質脳波（ＥＣｏＧ）と呼ばれる脳の表面に留置した電極の情報から、その人がどんな文章をしゃべろうとしているか（例：「このシーソーは安全ですか？」）を音声として合成できるようになりました。

これまで、私たちが日常でおこなっている会話を脳から再構成するのは非常に困難だと思われていました。研究では、脳活動データから直接しゃべっている音声を再構成するアプローチが模索されていたのですが、ノイズだらけになるなど、問題は山積みでした。そこで研究者らは、別の人たちでモデル化した「声道の運動情報―発話音声」モデル、つまり「こういう声を出している時、唇や喉、顎など発声に関わる運動器官がどういう動きか」を推定するモデルを作りました。さらに、それを被験者がしゃべった声に適用し、「脳情報―声道の運動（の推定）」→「声道の運動情報（の推定）―発話音声」を解読する2段階のモデルを作ることで、かなり精度を高め、実際にしゃべってなくても（頭の中でしゃべるだけ）しゃべりたいことをある程度再構成できるようになりました。

これは研究として、しゃべれる患者さんを対象に解読モデルをつくったため、実際にしゃべれない患者さんに適用するためにハードルはけっこうありそうです。しかし、今後の臨床応用研究は確実に進んでいくでしょう。ちなみに、この解読モデルには再帰的ニューラルネットワーク（ＲＮＮ）と呼ばれる機械学習技術が存分に使われており、脳外科医、神経科学者、コンピュータサイエンティスト、言語学者などの超学際的なチーム編成による現代的な成果といえます。

※1 Aflalo, T., Kellis, S., Klaes, C., Lee, B., Shi, Y., Pejsa, K., Richard, A. (2015). Decoding motor imagery from the posterior parietal cortex of a tetraplegic human. Science

※2 Anumanchipalli, G. K., Chartier, J., & Chang, E. F. (2019). Speech synthesis from neural decoding of spoken sentences. Nature

脳→声道→音声の２段階モデルによる発話意図内容の音声合成※

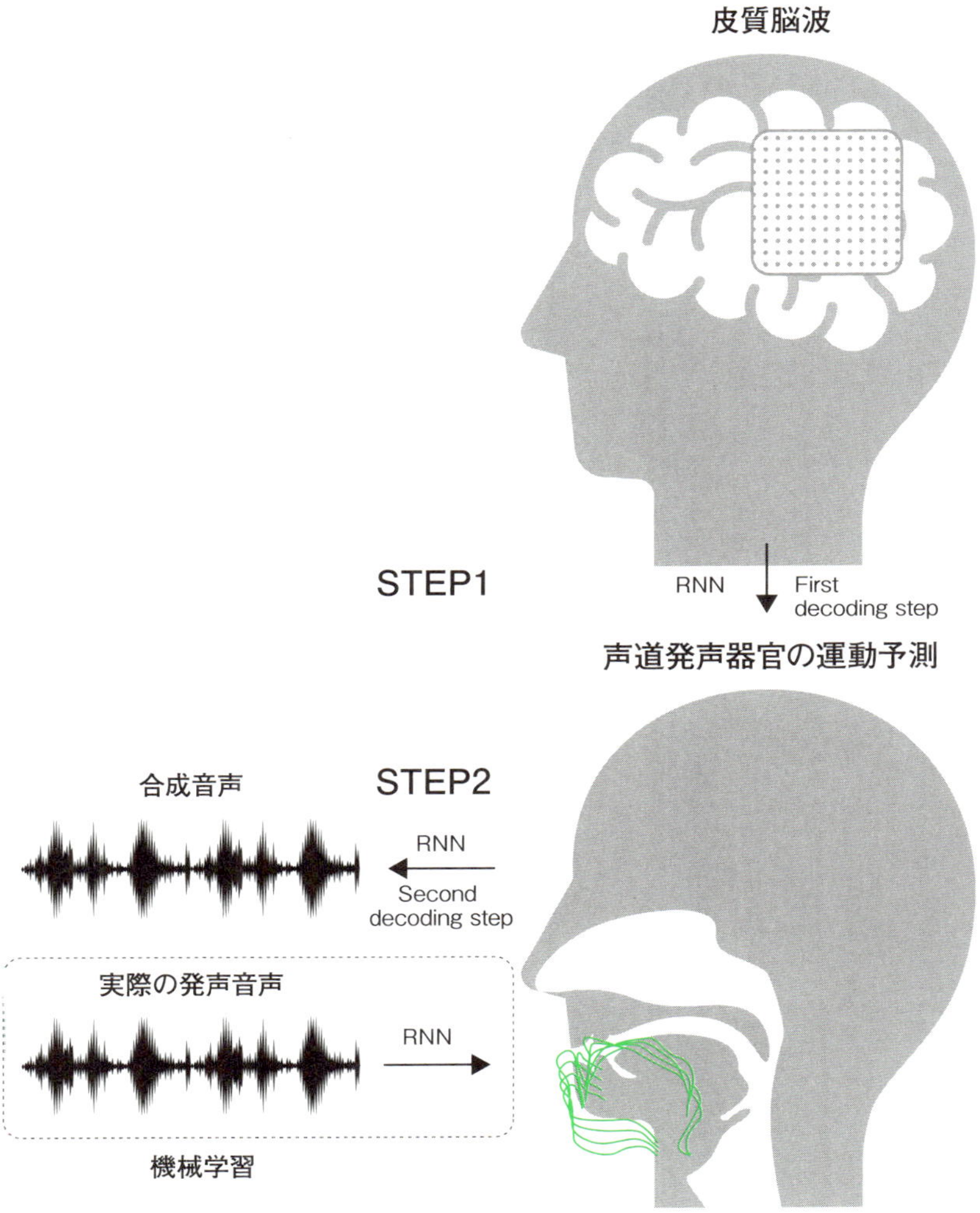

※Pandarinath & Ali（2019）を基に作成

運動機能を回復する

用です。

「手を動かす」「しゃべる」といった運動機能の〝代替〟だけでなく、〝回復〟にもBMI技術は有用です。

慶応義塾大学の牛場潤一准教授を中心としたグループが開発している「BMI療法」は、脳卒中後の麻痺患者さんのリハビリテーションにBMIを使おうというものです。脳の一大原則として、神経細胞同士は「使えばつながる」というものがあります。たとえ脳卒中で脳の運動に関わる一部分の神経細胞が脱落しても、脳には「可塑性」といって、変化してそれを維持する機能があります。そこで、「運動準備の神経細胞群」→「筋肉に運動指令を伝達する運動実行系の神経細胞群」→「実際に筋肉が動いた結果を脳にフィードバックする求心性の感覚神経細胞群」が連続して活動するようなトレーニングをくり返すことで、徐々に運動機能が回復することが期待されます。リハビリで有効な、麻痺している側の手足を無理やり使ってもらうような手法も、患者さんには辛そうに思えますが、神経とその機能再生の観点からは「使わなければその機能はなくなる」「がんばって使えば神経は再編成して機能も復活する」という、脳の大原則・あたりまえに則ったことです。

しかし、問題があります。麻痺が重度だといっさい四肢が動かないので、リハビリに関しても手の施しようがなかったのです。そこで彼らは、麻痺患者さんの脳波を計測し、患者さんが「動きたい」と思う運動意思を読みとって、それにあわせて外骨格ロボットで手の運動を支援したり、電気刺激を手に加えたり、バーチャルリアリティ上で自分の手が動く映像を流すなどのフィードバック

BMI 療法の全体像※

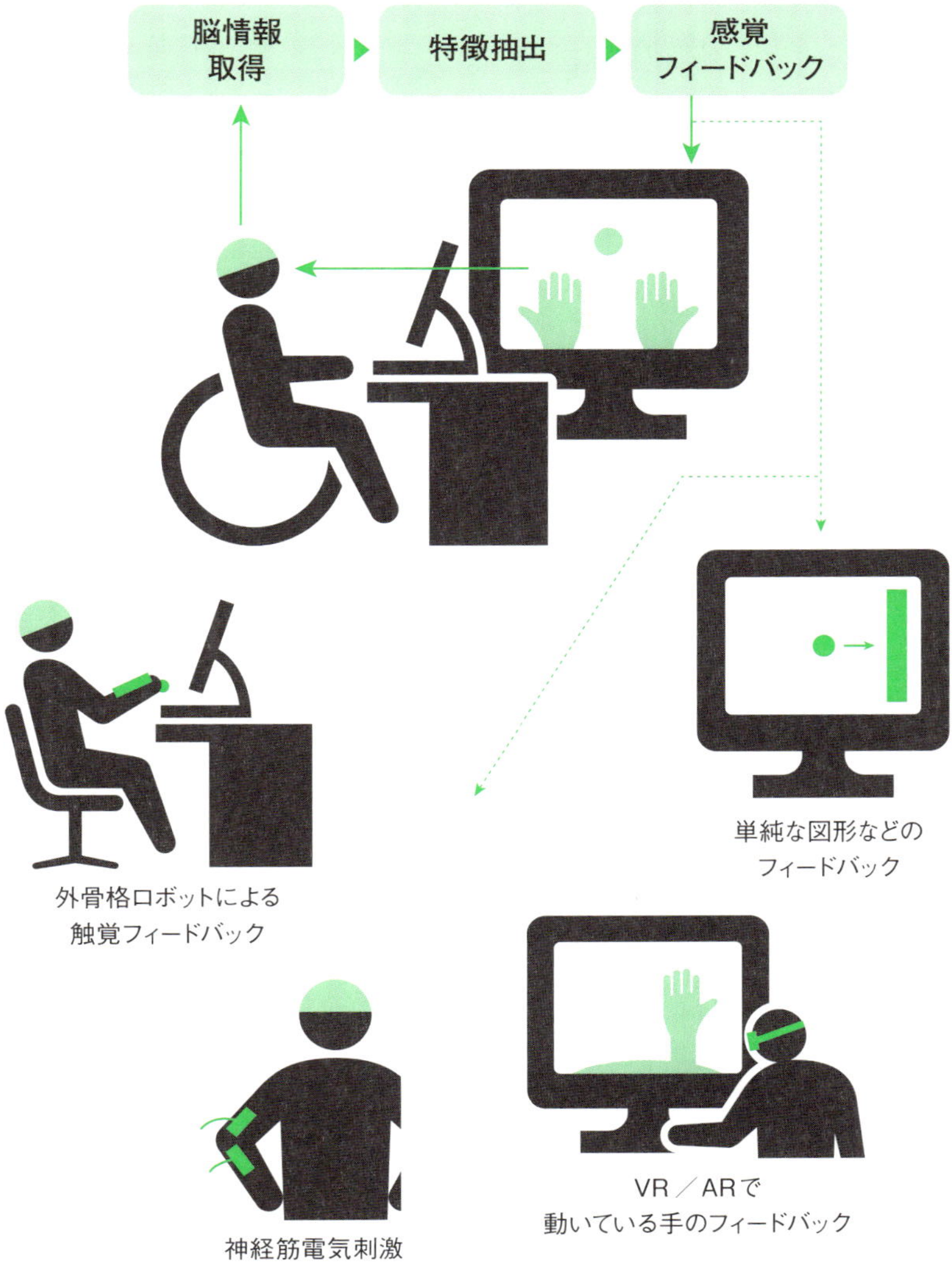

※Cervera et al.(2018)を基に作成

を与えました。こうすることで、

手を動かそうと思う（脳の運動系の神経細胞群が活動する）
↓実際に筋肉が動いて、筋紡錘からの信号が脳内に戻る
↓動いたような視覚体験をする
↓末梢の運動神経が活動する

というループが回り、まったく筋肉活動が見られない患者さんでも訓練を重ねることで、脳内に残された神経回路の再構成が大規模に進み、運動機能が回復することがわかりました※1。

このようなBMIを用いたリハビリの有効性は、日本以外でも研究されています。世界各国でおこなわれた9件235名の患者を対象とした研究のメタアナリシスで、従来型の治療法やシャム条件（「BMIでやるよ！」と患者本人には伝えるけれど、適当なアルゴリズムで機械を動かすような条件）などの統制条件と比べて、BMI療法の効果量は0・79（テストの偏差値50だった人が57・9まで成績が上がるイメージ）あることが報告されています※2。ちなみに、リハビリの効果の定量的な指標としては、「Fugl-Meyer Assessment」と呼ばれる脳卒中患者さんを対象とした機能評価の上肢、つまり手・腕の機能に関する得点を対象としていました。

このように「脳の機能を再生・回復させる」観点からも、脳の情報をリアルタイムで読みとってさまざまなシステムと連携する脳情報通信技術は有望です。ただし、万能ではありません。患者さんごとにチューニングしていく必要性や、従来の効果的なリハビリテーション方法と最適な組みあ

※1 Ushiba, J., & Soekadar, S. R. (2016). Brain-machine interfaces for rehabilitation of poststroke hemiplegia. In Progress in Brain Research
※2 Cervera, M. A., Soekadar, S. R., Ushiba, J., Millan, J. del R., Liu, M., Birbaumer, N., & Garipelli, G. (2018). Brain-computer interfaces for post-stroke motor rehabilitation: a meta-analysis. Annals of Clinical and Translational Neurology

わせをしていくなど、リハビリテーションのプログラム全体の最適化が求められていくと思います。その中で、ＢＭＩ療法は、必要な患者さんの必要なステージで、あたりまえのように選択肢として普及していくでしょう。

侵襲型システムの利点と欠点

ＢＭＩの可能性を見てきましたが、脳情報の読みとりの部分ではどのような技術が使われているか、普及しそうかをご紹介しましょう。

第一に、日常生活の使用を考えると、ｆＭＲＩなどの大型装置は無理なので、小型可搬装置に限られます。

次に出てくる大きい違いが、「侵襲型」か「非侵襲型」かです。侵襲型は、外科手術による開頭と埋めこみを要します。具体的な例としては、次のものがよく使われます。

- 剣山のような針電極を刺入するタイプ
（ロボットアームで飲み物を飲む研究で使われていたもの）
- 皮質脳波（ＥＣｏＧ）という60個ほどの電極がついたシートを脳の表面に留置するだけのもの
（発話を合成する研究で使われていたもの）

もちろん、手術での埋めこみとなるとややハードルは上がるのですが、脳波（ＥＥＧ）に代表されるような非侵襲型の計測器と比べると次の点で有利です※。

● 1．情報の発信源にアプローチできる

脳の1次情報は、神経の電気活動です。神経細胞から生まれる電界は、距離によって指数関数的に減少してしまいます。そのため、脳波の低いＳＮＲ（信号対雑音比）では、小さな神経細胞集団の活動を捉えることができません。脳波の信号源は、錐体細胞由来（樹状突起が平行で数が多いため、信号が加算されて頭皮からでも記録できる）に限られてしまいます。

一方で、侵襲計測で捉えられるＬＦＰ（局所細胞外電位）は、ＡＰ（活動電位）や介在ニューロンなど多様な電気生理的プロセスを反映しており、情報の発信源にアプローチできる利点があります。

● 2．高い周波数成分も観察可能

生体組織は、基本的に高い周波数成分を減衰させてしまうローパスフィルタとして働くため、ＥＥＧでは~90Ｈｚ程度の信号までしか観察できません。一方、侵襲計測では、数千Ｈｚまでの情報を観察できます。さらに、ＥＥＧでは信号源とセンサーの間の距離が遠く、周波数依存的な位相変調も強くなってしまうことで、信号内容の時間的な一貫性も弱くなってしまう欠点があります。

● 3．リッチな空間解像度が得られる

※ Waldert, S. (2016). Invasive vs. Non-Invasive Neuronal Signals for Brain-Machine Interfaces: Will One Prevail? Frontiers in Neuroscience

神経細胞外の空間は、異なった電気生理的特性を持った媒体で構成されています。頭皮上から記録されるＥＥＧでは、脳脊髄液、頭蓋骨、頭皮が空間に関する情報をさらにゆがめるため、非常に貧弱な空間解像度しか得られません。

それに対し、侵襲計測では「どこらへんの神経細胞が活動したか」という空間情報もリッチに得られます（たくさん電極を留置しなければならなくなる欠点はありますが）。最近では、高密度のＥＥＧ電極を利用した問題解決も図られていますが、侵襲計測に近づくためには、個々人の脳の構成や大量のセンサーの正確な位置にもとづいて、リアルタイムで推定しなければなりません。そのため、非侵襲型の代表格ＥＥＧがこれを克服できる目途は、理論的にも実践的にもないのが現状です。

4．BMIの性能（推定精度など）を向上させやすい

運動意図の推定などに関しては、ニューロンのチューニングの改善が精度向上につながることが知られています。たとえば、ＢＭＩを使ってトレーニングをする過程で、「握る」という動作に特異的に活動するニューロンが鍛えられていくようなイメージです。活動電位レベルでチューニングされるのですが、脳波で捉えることができるざっくりとした情報（ＬＦＰ）はチューニングが難しい＝学習で変化しにくいことが知られています。

5．感覚情報をフィードバックできる

現在、ＢＭＩを使ってロボットを動かす精度が頭打ちになっているのですが、その理由の1つに「運動の結果のフィードバック」が欠けていることが挙げられます。つまり、なにかを「つかむ」動

作をした時に、その触覚や深部感覚情報（筋肉がどのくらい動いたかなど）が直接的にフィードバックされないため、学習がしにくいということです（紹介したBMI療法では、フィードバックにいろいろな工夫をしていました）。

そこで、そうした感覚情報を、侵襲型の電極を用いて、電気刺激としてフィードバックすることもできます。「記録も刺激もできる」侵襲型のBMIのほうが、自然な感覚運動学習ができて、精度を向上させられると期待されています。刺激で感覚を惹起できれば、麻痺患者さんにとって「感覚の回復」が実現されることと同義といえます。

このように現状だけ見てみると、非侵襲では、取得される脳の1次情報の時空間的品質において自然なBMIを実現する目途がなさそうです（単純な運動意図を読みとるだけで十分なリハビリ向けのBMI療法は、脳波で十分そうですが）。

一方で、侵襲型は、患者の受容性が高くないことが知られています。米国で2015年に麻痺患者対象におこなわれた「望ましいBMI計測技術」の調査※では、ワイヤレス型のEEGが受容性が高く、80%程度受け入れられると回答されたのですが、剣山・ECoGは50%程度に留まっています。これまで、埋めこみ型の電極で、後遺症が残るような重篤なリスクは報告されていないにも関わらず、このような結果となったということは、ユーザー側が電極の埋めこみや手術そのものに関するリスクを誤って認識していると考えられます。

心臓に疾患を抱えた人向けのペースメーカーや植えこみ型除細動器（ICD）は普及していますし、最近では糖尿病患者さん向けの埋めこみ型血糖値モニターも出てきています。侵襲計測の中では、侵襲性の低い電極も考案されてきています。たとえば、豊橋技術科学大学の研究者らがつくっ

※ Blabe, C. H., Gilja, V., Chestek, C. A., Shenoy, K. V, Anderson, K. D., & Henderson, J. M. (2015). Assessment of brain-machine interfaces from the perspective of people with paralysis. Journal of Neural Engineering

侵襲型と非侵襲型の脳計測技術の比較※

	非侵襲型（EEG）	侵襲型（剣山・ECoG）
信号源	小さな神経細胞集団の活動をとらえることはできない	LFP（局所細胞外電位）として、AP（活動電位）や介在ニューロンなど多様な電気生理的プロセスを反映
信号構成	～90HZ程度	～数千Hz
空間歪度	BMIとして利用可能な時間的・空間的レベルでの信号源の推定は現状不可能	神経細胞単位・局所単位（mmオーダー）での神経細胞集団の活動が観察可能
BMIの性能（意図推定精度など）向上の目途	BMIの精度を上げられるように「脳が学習する」ことが難しい	神経活動が直接的に計測できるため、神経細胞の「チューニング」により精度向上が可能
感覚回復の可能性	触覚といった感覚情報を直接的に脳にフィードバックできないため難しい	埋め込み電極による電気刺激で感覚の再現が可能。感覚フィードバックによる精度向上も可能
技術の浸透上の課題	リアルタイムで、精度が高く、自然なBMIとして発展するうえで必要な技術的ブレークスルーが現状では存在しない	患者の受容性の低さ（外科手術に対する不安など）小型化、生体適合性（炎症の抑制やニューロンへのダメージの低下）、信号品質の経年劣化への対策、ワイヤレス化、電極の固定

※ Waldert, S. (2016). Invasive vs. Non-Invasive Neuronal Signals for Brain-Machine Interfaces: Will One Prevail? Frontiers in Neuroscience

た「豊橋プローブ[※1]」は、電極の超微小化・超薄型にするなど、生体への侵襲性をかなり減らしたつくりになっています。イーロン・マスクの発表した電極も合わせて、こうしたセンシング技術のブレークスルーによるリスクの低下とＢＭＩによるメリットの向上が社会に正しく浸透すれば、侵襲型のほうが普及に利があるのではと私は思っています。

夢のマルチタスカーに？　３本目の腕の獲得

私たちの脳と身体は不可分の関係にあり、その物理的な制約は抜け出ることは難しそうです。でも、子どものころカイリキー（腕が４本あるポケモン）になることなんかを想像しませんでしたか？ＢＭＩの技術があの頃の夢を実現してくれるかもしれません。

株式会社国際電気通信基礎技術研究所（ＡＴＲ）のグループが開発したＢＭＩシステムは、「３本目の腕」を人類が手にする可能性を示しました[※2]。このＢＭＩシステムでは、ＥＥＧキャップを装着し、左側にＢＭＩロボットアームをセットした状況で、次のタスクを同時に課します。

1. 自分の両手で持った板の上のボールが、板に描かれた４図形の上を順に転がるよう板を動かし続けるタスク
2. 実験者からペットボトルが差し出された時に、ＢＭＩ連動ロボットアームでペットボトルをつかんで、引き戻された時にそれを離すタスク

※1　Sawahata, H., Yamagiwa, S., Moriya, A., Dong, T., Oi, H., Ando, Y.,& Kawano, T. (2016). Single 5 μm diameter needle electrode block modules for unit recordings in vivo. Scientific Reports
※2　Penaloza, C. I., & Nishio, S. (2018). BMI control of a third arm for multitasking. Science Robotics

BMIシステムの例※

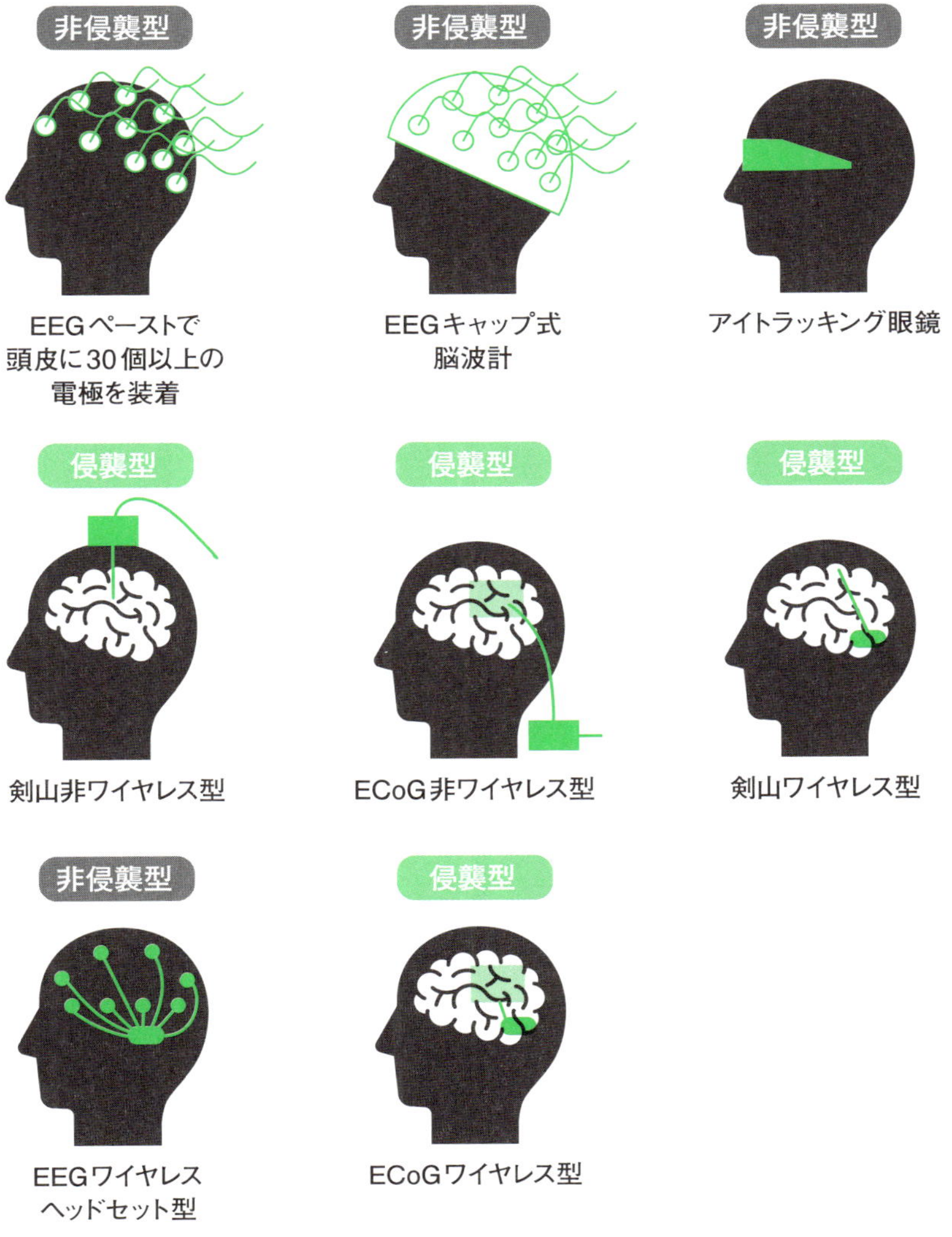

※Blabe et al(2015)をもとに作成

2.の「つかんで、離す」タスクができれば成功です。

残念ながら、すべての人がうまくできたわけでなく、半分くらいの人が成功するようになった（成功率は平均85％）という結果でした。それでも、マルチタスク能力を向上させればどんな人でもうまくいくようになるかもしれませんし、そもそも3本目の腕をBMIで動かし続ける生活を送れば、脳が順応していく可能性もあります。

何もロボットアームだけを動かすことのみを対象としなくても、何かしらのアクチュエーターやコンピュータ上の操作をBMIと組みあわせることで、人間の能力拡張（マルチタスク化）は実現できる感があります。業務の効率化や軍事技術として発展しそうですね。

身体の動作に不自由を抱えている人々の生活向上に寄与する

BMIは、基本的にはALS（筋萎縮性側索硬化症）などの神経変性疾患や事故による脊髄損傷、脳卒中などの後遺症で身体の動作に不自由を抱えている人々の生活向上に寄与することが期待されています。特に脊髄損傷による四肢麻痺患者にとって圧倒的に求められているのは、「腕・手の機能回復」です※。ちなみに、その次に求められているのが「性的機能」、そして「体幹の安定性」と続きますが、これらは上肢機能の1／4ほどのニーズです。上肢の精密な動作をロボットアームなどを用いて代替、あるいは回復を促進するようなBMI技術は、麻痺に苦しむ患者にとってとても希望の星です。上肢機能だけでなく、BMIを用いてドアやトイレ、ベッド、照明といった住宅設備を直

※ Anderson, KIM.D. (2004). Targeting_Recoveryargeting_Recovery: Priorities of the Spinal Cord-Injured Population. Journal of Neurotrauma

接操作する取り組みも始まっており、そういった拡張性の高さもBMIの売りの1つといえます。

社会課題としても、そうした患者の介護に関わる社会コストが相当量かかることが予想されています。2012年には高齢化率（65歳以上人口割合）が24・1％であるのに対して、2050年には38・8％になると予測されています[※1]。高齢者に介護が必要となる原因において、脳神経関連の障害・疾患は大きなウェイトを占めており[※2]、1位の脳血管疾患（脳卒中）が21・5％で、認知症が15・3％と続きます。パーキンソン病や脊髄損傷の割合も少なくなく、それぞれ3・2％、1・8％です。脳卒中や認知症ほど患者数は多くないものの、上にも挙げたALSなどの難病に苦しむ患者さんを支援できる技術は強く望まれますし、その市場は大きいのです。

脳で念じるだけで入力・伝達ができるように

臨床以外でも、次世代のヒューマンインターフェース（HMI）として、第1章に紹介したFacebookのように、伝えたい内容を、現在のスマホのような親指のフリックではなく、脳から直接入力・伝達できるような技術も実用化が進んでいくでしょう。

そこまで高度なものにならなくても、HMIとして可能性はあると思います。たとえば、Netflixは2017年自社イベントの一環で、Netflixを脳でコントロールする「Mind Flix」プロジェクトの様子を動画で公開しています[※3]。EEGヘッドバンドを着けて、視聴中に頭を上下左右に傾けると、再生対象のコンテンツがスクロールし、見たいタイトルのところで

※1　平成25年版高齢社会白書（内閣府）
※2　平成22年国民生活基礎調査（厚生労働省）
※3　https://youtu.be/cyMqFEJSI_U

「再生」と念じるだけで、ビデオがスタートするコンセプトのようです。商品化は未定とされていますが、近未来感があっておもしろいですね（リモコンをとるのと、脳波計を頭につけるのとでは、どっちが大変なんだろうとは思いますが……）。

BMIを使ったレーシングゲーム

ゲーム・エンターテイメント業界では、2016年からスイスで「サイバスロン」というトライアスロンのサイバー版、つまり特殊な義足など身体拡張装置を使った専門の競技会が開かれており、そのなかでBMI（BCI）を使ったレーシングゲーム〝Brain Runners〟が注目されています。優勝したスイス連邦工科大学ローザンヌ校のチーム〝Brain Tweakers〟が実際の動画を公開しているので、ぜひ見てみてください[※1]。

彼らは、2人の脊髄損傷患者パイロットとともに、アルゴリズムの改良やトレーニングをくり返して優勝したのですが、5000人くらいの観客の前で実際に脳波計をつけて結果を出しているのはすごいことです。ノイズなどが統制された研究環境ではない、日常の（ある意味非日常ですが）状況でBMIシステムの精度を競っていく試みは、BMIの普及にいいアイディアだと思います[※2]。

これらの背景をふまえ、BMIの技術は、世界的な市場規模は2020年に14・6億ドルと推定されています[※3]。国内だけでも、2025年に200億円を超える市場規模を持つと分析されています[※4]。

※1 https://journals.plos.org/plosbiology/article/file?id=10.1371/journal.pbio.2003787.s009&type=supplementary
※2 Perdikis, S., Tonin, L., Saeedi, S., Schneider, C., & Millan, J. del R. (2018). The Cybathlon BCI race: Successful longitudinal mutual learning with two tetraplegic users. PLoS Biology.
※3 https://www.alliedmarketresearch.com/brain-computer-interfaces-market
※4 NTTデータ経営研究所（2014）「応用脳科学リサーチプロジェクト」

感覚体験の脳情報を解読する

ブレイン・デコーディング——脳情報解読の衝撃

ここまでは運動を中心に紹介してきましたが、脳が扱う情報は何も運動だけには限りません。私たちが感覚器を通して世界をどう知覚し、認識しているかという「感覚体験」の情報も一大分野です。特に、ｆＭＲＩ計測により多様で複雑な人間の知覚体験を再構成するようなものは、ブレイン・デコーディング（脳情報解読）あるいは〝科学的なマインド・リーディング[※1]〟技術として、近年注目を集めています。

この分野は、京都大学の神谷之康先生が世界的な権威です。神谷先生が２００５年に発表した衝撃的な研究[※2]では、被験者に線分の角度がまちまちの縞模様を見てもらい、それを初期視覚野と呼ばれる、エッジの処理といった基礎的な視覚処理プロセスを担う領野の脳活動（ｆＭＲＩ）から解読できる（どの角度のものか当てる）ことを示しました。さらに衝撃だったのは、異なる角度の縞模様を重ねて被験者に提示し、45度の角度の方に注意を向ける時と１３５度の縞模様に注意を向ける時のデータから、今その人がどちらに注意を向けているかを解読することにも成功した点です。

何が衝撃的なのか、いまいちピンとこない方もいると思うので、くわしく説明します。

※1　SMITH, K. (2013). Reading minds. Nature
※2　Kamitani, Y., & Tong, F. (2005). Decoding the visual and subjective contents of the human brain. Nature Neuroscience

生物の視覚系で、視野の中にどんな傾きの線分（エッジ）があるかを「一次視覚野」という場所が処理していることは、1958年の段階でわかっていました（ヒューベルとウィーゼルというハーバードの研究者が見つけ、その後1981年にノーベル医学・生理学賞を受賞。業界の超有名人です）。ただ、それは動物の1個のニューロンレベルで「特定の方位をコードしている」という知識にとどまっていて、「どの神経細胞が、どの情報をコードしているか」はニューロンの発火を見なければわからないという前提もありました。それを人間の、しかもfMRIというざっくりとした解像度でしか神経活動を捉えられない方法で、視覚体験の「内容」つまりどんな傾きの線分を見ているか（さらにその注意の中身も！）を解読できたことで、「線分の傾きの情報は、人間の脳のこの場所に表現されている」と主張できることを示したのです。人間の知覚内容が脳のどこに表現されているかを定量的に明らかにする方法として、「デコーディング」がかなり画期的かつ有効な方法であることを示した点で、とてつもない成果なのです。

「ポケモン野」の発見にもデコーディングのアプローチが

さらに、物理的な内容ではなく、人間が注意を向けている対象、つまり人間の「意識している内容」もそこに表現されていて読みとれるという事実は、意識の科学としても重要な発見でした。

2019年に発表された「ポケモン野」の発見にも、このデコーディングのアプローチが応用されています※。私の世代＝「小学生の頃にポケモン（初代）をいっぱいやった人」は、ゲームボーイ

※Gomez, J., Barnett, M., & Grill-Spector, K. (2019). Extensive childhood experience with Pokemon suggests eccentricity drives organization of visual cortex. Nature Human Behaviour.

の小さな画面（しかも荒いピクセル）に映し出されるモンスター（１５１種類）の名前を平気で覚えていて、大人になってもポケモンのモンスターを言いあてることができます。ただ、ポケモンのゲームをやったことない人たちにとっては、「ただのピクセルで表現された動物みたいなもの？」です。このように、視覚経験で「同じものを見ても、人によって感じ方が異なる」わけですが、それは視覚野の構成がそもそも違うからだということを研究者たちはデコーディングで示しました。「顔」や「建物」など、対象物の視覚的特徴を処理する領域は脳の側頭葉の底面に位置していますが、ポケモンをやっていた人たちはその領域の脳活動パターンからポケモン選択的に解読できたのに対し、やっていなかった人たちはまったく解読できなかったのです。「そもそもポケモンなんかわからない」という人たちにとっては、「ピッピ」も「ピカチュウ」も脳の中では大して変わらないわけです。「ポケモン野」と言いましたが、正しくは「側頭葉の底面あたりに、今見ているのはポケモンかそれ以外かが表現されている」です。特定の脳座標に「ピカチュウ野」を見つけたわけではありません。

ほかにも、アイドル好きな人は、どんなにメンバーが多くても１人１人名前を言えますよね？　私の側頭葉には「欅坂46野」があるでしょうし、ハンバーガーマニアの友人にはハンバーガーを見ただけで「バーガーキング」か「バーガーマニア」か「クアアイナ」かを弁別する「バーガー野」がきっとあるはずです。このように、個人が、経験や嗜好形成で世界を特異的にエンコードすることを、私たちは「個性」と呼んでいるはずです。そういう個性や個人差の解明にもデコーディングは役に立つことを示唆する研究です。

「夢で何を見ていたか」を解読する

話が飛んでしまいましたが、その後、神谷先生のグループはさらに、視野のどの辺に刺激があるかを解読する技術を作り、「neuron」という単語をｆＭＲＩの脳情報から「再構成」することに２００８年成功しました[※1]。線分の傾きといった単純な情報だけでなく、複雑な形をした文字まで再構成できるのは、これまた衝撃でした。

彼らの研究はその後、「被験者が寝ている間に見た夢の内容を解読する」という成果に至ります[※2]。どうやったかというと、次の手順をひたすらくり返すという、実験者も被験者もなかなか大変な実験です。

1. 被験者の睡眠状態を脳波でモニタリングしながら、ｆＭＲＩで脳をスキャンする
2. 夢を見ていることが多い「ＲＥＭ睡眠」という睡眠段階に入ったら被験者を起こす
3. 「夢で何を見ていたか」を確認する

こうして苦労してｆＭＲＩで捉えた脳活動のパターンと夢の内容を機械学習でひもづけ、「こういう脳活動なら人物の夢を見ていた」と推定すると、実際に被験者が「今、ケイン・コスギとビーチにいました」などと答えていた、というような結果になりました。

ドラえもんの道具に「好きな夢を見れるようになる」というものがありますが、今後脳活動の操

※1 Miyawaki, Y., Uchida, H., Yamashita, O., Sato, M. aki, Morito, Y., Tanabe, H. C., … Kamitani, Y. (2008). Visual Image Reconstruction from Human Brain Activity using a Combination of Multiscale Local Image Decoders. Neuron

※2 Horikawa, T., Tamaki, M., Miyawaki, Y., & Kamitani, Y. (2013). Neural Decoding of Visual Imagery During Sleep. Science

作・介入技術が進めば、本当にそうしたビジネスができることを予感させる成果です[※1]。「睡眠中に見る夢」は、感覚器から入力があるわけでなく、自分の脳が勝手に作り出した仮想現実を体験しているという点でとても主観的なものです。それらの内容も「起きている時と同じような脳の領域に表現されていた」という事実を突き止めた点で、基礎科学としても大変興味深い成果です。このように、まじめに、科学としておもしろく、しかも応用を妄想できるような研究に出会えると、とても興奮します。

見ている動画の内容を画像として再構成する

デコーディングに関しては、神谷先生をはじめ、日本が強い領域でもあります。現在ＮＩＣＴ、ＣｉＮｅｔ（脳情報通信融合研究センター）にいらっしゃる西本伸志先生のグループが２０１１年に発表した「Vision Reconstruction」、すなわちｆＭＲＩで計測された脳活動の情報から、その人が今見ている動画の内容を画像として再構成する技術も世界に衝撃を与えました[※2]。

紹介したように、視覚関連のデコーディングは線分の傾きや、砂嵐が動く方向などシンプルな知覚に関するものから発展していったのですが、彼がすごいのは、その解読対象を、私たちの日常生活における連続的な視覚体験へと一気に飛躍させた点です。

彼らは「自然動画」と呼ばれる、映画のトレーラーなど私たちが普段目にする動画を、ｆＭＲＩスキャナ内で被験者に大量に見てもらいました。その際の「脳活動」と「動画特徴」との間をコン

※1　日経コンピュータ創刊千号記念「ドラえもんとAI　昨晩の夢を映像でシェア、ドラえもんの「夢テレビ」達成の鍵を握るBMIとは」https://tech.nikkeibp.co.jp/atcl/nxt/column/18/00996/092000017/
※2　Nishimoto, S., Vu, A. T., Naselaris, T., Benjamini, Y., Yu, B., & Gallant, J. L. (2011). Reconstructing visual experiences from brain activity evoked by natural movies. Current Biology

ピュータに学習させ、大量の動画データベースの中から、脳活動から予測された特徴に近い動画を選定・平均化して画像を再構成するという方法をとることで、被験者が見ているものを視覚化したのです。完璧に再構成されているわけではないのですが、なんとなく「女性が右側にいる」とか「飛行機が真ん中にある」などがなかなかの精度で当たっていてびっくりします。文章で読むより見たほうが速いと思うので、ぜひ見てみてください※1。

第3章で触れましたが、私はこうした脳情報解読技術を使って動画広告視聴中の視聴者の認知内容の推定などマーケティング・コミュニケーションの分野にも適用できると考えて、彼らと共同で研究・事業開発をしています。

神経予報——クラウドファンディングの結果を脳から予測する

ほかにも変わり種だと、スタンフォード大のナットソン先生らのグループが2017年に発表した「クラウドファンディングの結果を脳から読み解く」というものがあります。

〝Kickstarter〟というクラウドファンディングのプラットフォームサイトから、研究時点で最新の36個のプロジェクト（ドキュメンタリーフィルム製作への投資を訴えるもの）のピッチ※2をfMRIで脳をスキャンしながら、30人の被験者に評価してもらいました。1つずつプロジェクトのトップ画像を2秒見て、その後プロジェクトの概要のテキストを6秒間見て、その後被験者はそれに投資をするかしないか判断するという、いたってシンプルなタスクです。

※1　https://youtu.be/6FsH7RK1S2E
※2　スタートアップを始めたい人たちの短いプレゼン。

現実世界では、36個のうち18プロジェクトが資金調達に成功しました。興味深いことに、被験者の主観報告（プロジェクトをポジティブに感じるかなど）はもちろんのこと、投資選択行動データよりも、ｆＭＲＩで捉えた側坐核の活動のほうが、資金調達の成否をより正確に予測できました※1。

これまで紹介してきた知覚体験の解読のように複雑な解読アルゴリズムは用いていませんが、彼らはこの成果を〝Neuroforecasting〟つまり「神経予報」と名づけています。個人の感じている単純な知覚だけでなく、「価値を感じて投資するか」といったより現実的な行動、しかも解読対象の個人の行動ではなく、クラウドファンディングという実際の市場における信金調達の成否を予測するといった点で、脳情報をとる価値を示した研究といえます。

もしスタートアップを始めるなら、何案も企画や見せ方のパターンを用意して、この〝Neuroforecasting〟の技術を使って、一番いい提案を選別してみてはいかがでしょうか。

ブレインプリント――脳情報による個人認証技術

さまざまなサービスが誕生し、それごとにＩＤ／パスワードが必要な現代社会。私も、ほぼ覚えていません。そんな時に、世界であなたにしかない個性を捉えて、スマホのロックを外したりできる生体認証は便利です。

生体認証技術には、顔、指紋、静脈、虹彩がありますが、「脳波」も筆頭の候補です。現在有望なのは、写真や単語などを見せて、それに対する事象関連電位を見る方法です※2。

※1　Genevsky, A., Yoon, C., & Knutson, B. (2017). When Brain Beats Behavior: Neuroforecasting Crowdfunding Outcomes. The Journal of Neuroscience
※2　Ruiz-Blondet, M. V., Jin, Z., & Laszlo, S. (2016). CEREBRE: A Novel Method for Very High Accuracy Event-Related Potential Biometric Identification. IEEE Transactions on Information Forensics and Security

電極3つからとれる、人物写真や特定の単語を一瞬見た時の脳波の波形を集めるだけで、100%（50人の中から1人を当てる）の認識精度になりました。顔認証だと写真で通過されることもありそうですから、ハイレベルなセキュリティには、指紋ならぬ〝脳紋〟が求められるようになるかもしれません。

ちなみに、MRIで脳の構造画像を撮影し、「しわ」をパターン認識する方法も検討されており、それも99・6%の認識精度を出しています[※1]。こういう研究もあるので、脳の構造や機能に関わる情報も個人を特定しうる個人情報として扱う必要がありそうです。

自殺願望の有無を脳の「概念表象」から解読

2017年、カーネギーメロン大学とピッツバーグ大学の研究チームでは、自殺志願があるかどうかを脳から解読できるかを試みています[※2]。

17人の自殺志願者と17人のコントロール用の一般人を呼んできて、〝Death〟など死に関連する概念単語、〝Good〟や〝Evil〟などネガポジ双方の概念単語を合計30個、fMRIスキャナの中で見てもらいます。被験者は、単語を3秒間提示されて、意味を考えるだけです。自殺未遂歴と自殺願望の強度は、〝Suicide History Form and Suicide Intent Scale〟や〝the interview-rated Columbia-Suicide Severity Rating Scale（C-SSRS）〟という尺度を用います。

結果、自殺志願者と一般人の間で脳活動に違いが出てきた領域が、左下頭頂葉・左下前頭回な

※1 Aloui, K., Nait-Ali, A., & Naceur, M. S. (2018). Using brain prints as new biometric feature for human recognition. Pattern Recognition Letters

※2 Just, M. A., Pan, L., Cherkassky, V. L., McMakin, D. L., Cha, C., Nock, M. K., & Brent, D. (2017). Machine learning of neural representations of suicide and emotion concepts identifies suicidal youth. Nature Human Behaviour

ど5か所ありました。そして、特に差を生む概念が〝death（死）〟〝cruelty（残酷）〟〝trouble〟〝carefree（のんき）〟〝good〟〝praise（称賛）〟の6個であることもわかりました。

それらのデータを使うと、なんと91％の精度で自殺志願者を分類でき、さらに自殺志願者の中でも自殺未遂を起こした9人としていない8人を94％の精度で弁別できたのです。自殺者のすべてが医師や家族に自殺願望を表明しないまま自死に至ることも多い状況で、こうした解読技術は早期の発見に役立つことが期待されます。

また、概念から呼び起こされる「感情」の脳内表象でも高い解読成果を得られたことから、自殺志願は、「概念表象」≒「概念から想起される感情」が普通の人とは違うようです。次章で話に出てくるニューロフィードバックなどでそういう概念表象に介入できれば、新たな治療法の確立につながるかもしれません。たとえば、「普通の人は『死』から墓場を想像するけど、自殺志願者は自分のことを想像する」といったことが無意識に脳内で処理されていたら、それを変えるようなトレーニングをすれば効果があるかもしれないということです。

第5章
脳に情報を書きこむ技術

NEURO
TECHNOLOGY
BUSINESS FRONTIER WHERE
MIND MEETS MACHINES

脳情報を読みとれるようになることは、脳の情報表現を理解する大きな一歩ではありますが、科学的には十分ではありません。「読みとっている脳活動と特定の認知状態がただの偽相関であるかもしれない」リスクがあります。

さらに、脳の情報を読みとるだけでは社会的な恩恵も少ないと思っています。臨床医学にたとえるなら、「診断技術のみが発達して、何も処方ができない」ようなものだからです。

この問題の解決に大いに役立つのが、脳情報表現への介入、すなわち「脳に情報を書きこむ技術」です。「書きこむ」といっても、ハードディスクに光学的に情報を符号化するような形ではなくて、大きく次の2種類が存在します。

- 電気・磁気などによる刺激で神経活動を誘発・修飾する、外的な方法
- 随意的に自分の脳活動を変化させることを学習する、自発的な方法（「ニューロフィードバック」と呼ばれます）

両者の大きな違いは、次のとおりです。

- 外部からの脳刺激 → 被験者の努力が要らない分、てっとり早い。ただし、効果の持続性に課題がある
- ニューロフィードバック → トレーニングを要するため、目的の脳情報処理を自分でできるようになるまでに数時間~数日かかってしまう。ただし、効果は持続する（少なくとも数か月程

度は）

「脳に情報を書きこむ」というと、洗脳などネガティブな印象を受けるかもしれません。ただ、残念ながらSFの世界のように、人間の脳をハックして特定の行動をとらせる指令を送るなんてことはできていません（するべきではありません）。一方で、臨床あるいはビジネスの観点では、大いなる可能性を秘めています。ぜひ現状を正しく理解したうえで、どんな有益な事業がありえるかを考えてみてください。

刺激による介入

刺激による介入の歴史をひもとく

刺激による介入とは、電気・磁気などの人工的な刺激を通して、外部から脳の興奮性や活動を操作する技術です。その歴史を少しひも解いてみましょう※。

第2章で紹介した、死体を電気刺激で動かして興行していた、ガルヴァーニの甥のジョバンニ・アルディーニ。彼のおかげ？で世界初のSF小説『フランケンシュタイン』ができたのは述べたとおりなのですが、じつは彼は当時の論文で2人の知人のメランコリー、つまり今でいううつ病を電気刺激で治療したと報告しています。

その後時代は進んで、抗うつ薬がなかった1940年代まで、けいれんが起きるほどの電流強度でこめかみを刺激する電気けいれん療法（ECT：Electroconvulsive therapy）は、うつ病に対して一般的に選択される治療でした。

さらにその後、「ECTの1／1000くらいの強度でもいけるんじゃないか」ということで、1964年英国の精神科医レッドファーンが0・05〜0・250mAくらいでうつ病の患者の頭皮を直流電流で刺激したところ、患者がよく話すようになったり笑うようになったりしたことを報告し

※Fox, D. (2011). Neuroscience: Brain buzz. Nature

ました。が、だれがやってもこの結果は再現できず、いったんは「弱い電流で脳活動を操作するなんて無理でしょ」という話になっていました。

時は進んで、２０００年。ドイツのゲッティンゲン大学の新米医師だったニッチェ先生らが、１ｍＡの直流電気刺激を脳の運動野あたりに5分程度おこなうと※1、運動野への同じ強度の磁気刺激で誘発される筋電反応（ＭＥＰ）が大きくなる＝脳の興奮性が上がることを証明しました※2。また、彼らは陽極の刺激で興奮性を上げ、陰極の刺激では逆に興奮性が下がることも見つけました。この論文は、２０１９年現在で引用数が３０００件を優に超えるインパクトを持ち、方法の手軽さも相まって、一種の刺激ブームの火付け役となりました。

その後、動物実験などを通して、刺激で神経細胞の静止膜電位が上下することが興奮性変化の背景にあることがわかっています。また、第3章で学んだ脳の可塑性の基盤であるＮＭＤＡ受容体を増やす効果があり、瞬間的に神経細胞の興奮性を操作するだけでなく、可塑性にも影響を与えることがわかっています※3。

このように、脳への刺激自体は昔からあるようで、きちんと科学的に研究されてきたのは意外と最近です。また、次のような科学研究にも使われだしました。

- 運動野などの神経活動を強制的に引き起こして、その伝達速度を計測し、神経疾患の検査に使う
- ニューロイメージングで得られるデータ（あくまで脳の機能に関する相関的な知見）を補完するために、脳の一部、あるいはネットワークを操作することで認知や行動を変えうるかという「因果的」科学知見を得る

※1　だれも被験者になってくれなかったので、親や姉妹を巻きこみました。
※2　Nitsche, M. A., & Paulus, W. (2000). Excitability changes induced in the human motor cortex by weak transcranial direct current stimulation. The Journal of Physiology
※3　Fox, D. (2011). Neuroscience: Brain buzz. Nature

そうした診断や基礎科学上の重要な介入技術としてだけでなく、応用先として臨床におけるリハビリテーションの効率向上、気分障害などの精神疾患の研究・適用も進んでいます。さらに最近では、人の感じる気持ちよさを上げたり、直観力を上げたりするなど、非臨床領域での興味深い研究が進んでいます。この章では、そうした「脳をモジュレートする」技術を見ていきましょう。

侵襲的な刺激方法、非侵襲的な刺激方法を比較する

刺激方法は、おもに侵襲的な方法と非侵襲的な方法が存在します（脳計測と同じですね）。

●侵襲的な方法

こちらには、次のようなものがあります。

●直接皮質刺激（DCS：Direct Cortical Stimulation）
↓脳外科の手術の際に、機能マッピングの目的でおこなわれる

●深部刺激法（DBS：Deep Brain Stimulation）
↓パーキンソン病の患者などが機能不全を起こしている部位（おもに大脳基底核ネットワーク関連の視床下核）に深部電極を留置し、慢性的に刺激する

これらはすべて臨床用途であり、疾患の診断・治癒・コントロールに大いに役立つものです。

非侵襲的な方法

こちらには、次のようなものがあります。

- 経頭蓋磁気刺激（ＴＭＳ：Transcranial Magnetic Stimulation）
↓コイルに瞬時的な高電圧をかけ、頭皮の上から直下にある神経細胞群に誘導電流を流すことで活動電位を誘発する
- 経頭蓋直流電気刺激（ｔＤＣＳ：Transcranial Direct Current Stimulation）
↓陽極と陰極を頭皮に圧着させ、紹介したとおり、数ｍＡの電流を頭皮上に流すことで、電極直下の皮質神経細胞群の興奮性を上げたり、下げたりする
- 経頭蓋交流電気刺激（ｔＡＣＳ：Transcranial Alternating Current Stimulation）
特定の周波数の電気刺激をあて、脳の周期的な律動を変化させる

最近では、これらの刺激法の頻度や強度のパラメータをさまざまに変えたプロトコルで脳の可塑性（変化し、維持する機能）を変えたり、脳波記録と組みあわせて特定のタイミングや刺激方法で

非侵襲的な刺激装置の代表　TMSとtCS

TMS
（経頭蓋磁気刺激）

tDCS
（経頭蓋直流電気刺激）
tACS
（経頭蓋交流電気刺激）

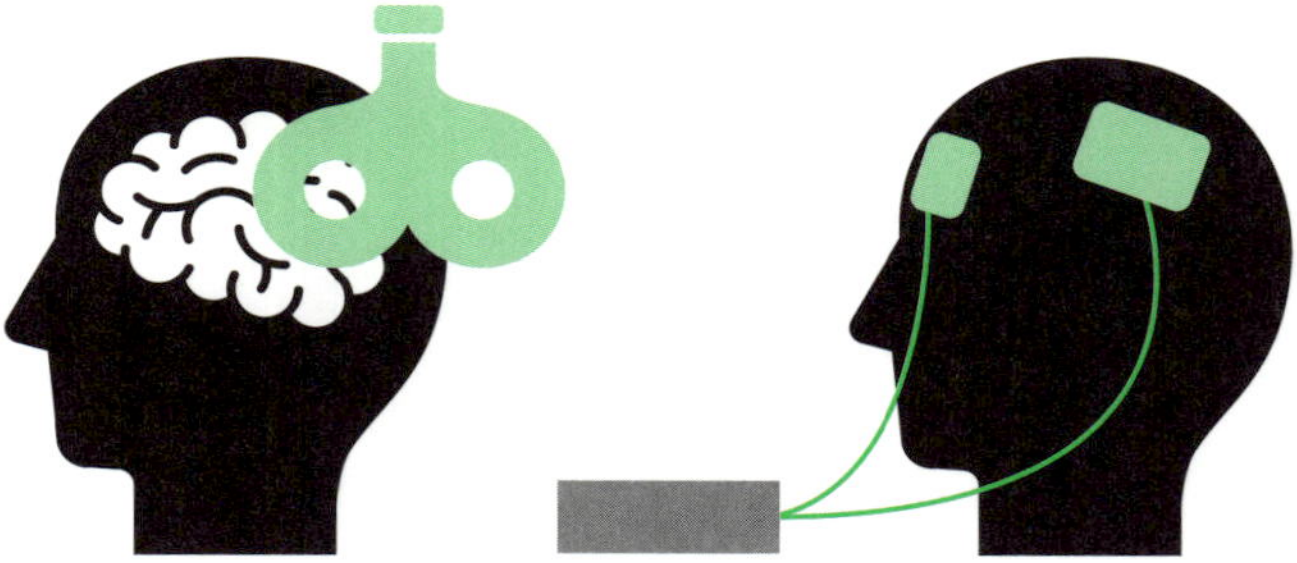

TMS

仕組み

瞬間的に磁場を発生させ、中心部直下の神経集団に誘導電流を流す

特　徴

焦点的な刺激がおこなえる（cmオーダー）

難　点

チャージ用の本体が大きく、持ち運びが困難

tDCS・tACS

仕組み

生理食塩水などにひたしたスポンジ電極を経由して、直流（または交流）の電気を流す。電極直下の皮質に興奮（＋極）、抑制（－極）を引き起こす

特　徴

広範囲にわたるマイルドな影響（7cm四方くらい）

利　点

仕組みがかんたんで、可搬化も可能

刺激したりするなど、有効な方法が次々と生み出されています。

経頭蓋磁気刺激（TMS）によるさまざまな刺激

刺激方法のうち、特にTMSは、さまざまな刺激のパラメータを使って異なる神経機構に働きかけることができます。刺激を与える解剖学的部位やパラメータの違いで、短期／長期、促進／抑制、神経／行動など、多様な影響を誘発できます。TMSのメカニズムは完全には解明されていませんが、現在の知見をまとめている論文※1にもとづき、TMSの刺激プロトコルをご紹介します※2。

TMSの刺激の種類は、おおまかに次のように分けられます。

- 単発TMS（spTMS）
- 2連発TMS（ppTMS）
- 反復TMS（rTMS）

最後のrTMSは、神経可塑性に長期的な影響を与えることができ、治療への応用が期待されています。通常1〜20Hzの連続刺激を与え、高周波（5〜25Hz）は促進効果、低周波（〜1Hz）は興奮性を抑制する効果があります。ただ、その効果は個人差が報告されており、大半は解明されていないものの、可能性のある要因として遺伝的多型が考えられています。

※1　Marco Diana, Tommi Raij, Miriam Melis, Aapo Nummenmaa, Lorenzo Leggio and Antonello Bonci (2017). Rehabilitating the addicted brain with transcranial magnetic stimulation. Nature Reviews Neuroscience.
※2　次ページの「TMSの各種刺激プロトコルと推定機構」を参照。

TMSの各種刺激プロトコルと推定機構※

パターン	種類	持続効果	パルス間隔	運動誘発電位(MEPs)やニューロンへの影響
spTMS	―	No	>5秒間隔で 単発刺激	脳細胞の脱分極
ppTMS	SICI	No	1～5ms間隔で 2個の刺激	軸索抵抗と抑制介在ニューロン GABAAレセプターを通じた抑制
	ICF	No	5～15ms間隔で 2個の刺激	興奮性介在ニューロン NMDAを通じた促進
	SICF	No	～1.5、3.0 or 4.5ms間隔で 2個の刺激	興奮性介在ニューロンの 軸索活性を通じた促進
	LICI	No	50～200ms間隔で 2個の刺激	GABABレセプターを通じた抑制
rTMS	低周波	Yes	～1Hzで 連続刺激	抑制
	高周波	Yes	～5～25Hzで複数の 連続刺激	促進
TBS	cTBS	Yes	50Hzの3連発刺激を 5Hzで連続	MEPs抑制とSICI減少
	iTBS	Yes	50Hzの3連発刺激を 5Hzで間欠	MEPs促進とSICI増加
QPS	―	Yes	数ms間隔で 4個の刺激	抑制
	―	Yes	～1.5、5 or 10ms間隔で 4個の刺激	促進
rppTMS	―	Yes	～3.0ms間隔で2個の 閾下刺激を～0.6Hzで反復	抑制介在ニューロンから錐体ニューロン までのシナプス強化を通じた抑制
	―	Yes	～1.5ms間隔で2個の 閾上刺激を～0.2Hzで反復	促進

・SICI (Short-Interval Intracortical Inhibition)＝短潜時皮質内抑制
・ICF (intracortical facilitation) 皮質内促通
・SICF (Short-interval Intracortical Facilitation)＝短潜時皮質内促通
・LICI (Long-Interval Intracortical Facilitation)＝長潜時皮質内促通
・TBS (Theta Burst Stimulation)＝シーターバースト刺激
・cTBS (continuous TBS)＝持続的TBS
・iTBS (intermittent TBS)＝間欠的TBS
・QPS (Quadripulse Stimulation)＝4連発刺激
・rppTMS (repetitive paired-pulse TMS)＝連続2連発TMS

※Diana, M., Raij, T., Melis, M., Nummenmaa, A., Leggio, L., & Bonci, A. (2017). Rehabilitating the addicted brain with transcranial magnetic stimulation. Nature Reviews Neuroscience

音楽を聴いて「気持ちいい」脳状態の理解と刺激による再現

刺激による介入に関して、「音楽体験を変えられる」というユニークな研究事例があります。

人間は、音楽などの芸術を「美しい」「気持ちいい」と感じ、それを楽しむユニークな文化を築いてきました。カナダのモントリオールにあるＢＲＡＭＳ（International Laboratory for Brain, Music and Sound Research）に所属する研究者たちは、我々の音楽を楽しむ文化、そしてそれがエンターテインメント産業として大きな市場を作ってきた背景にある脳の因果的なメカニズムを、外部から脳刺激をおこなうことで証明することを試みました※1。

これまでの先行研究から、人が好きな音楽を聴いた時に背筋がゾクゾクするような快感（chills と呼ばれます）に先立つ脳反応として、中脳辺縁系〜線条体のドーパミン系の神経回路が関与することがわかっていました※2。が、それらが本当に人間に音楽の喜びを与えているのか、その因果関係まではわからないままでした。

そこで彼らは、線条体と接続している背外側前頭前野（ＤＬＰＦＣ）をターゲットに、経頭蓋磁気刺激（ＴＭＳ）を使ったＴＢＳ（Theta-Burst Stimulation：シータバースト刺激法）というプロトコルで刺激しました。ＴＢＳは、20ｍｓ間隔の3連発刺激を5Ｈｚで与える方法で、5Ｈｚが脳波シータ帯域であることからそう呼ばれています。

ＴＢＳは、刺激方法で興奮性と抑制性を引き起こすことができます。次の2つの方法があります。

※1　Mas-Herrero, E., Dagher, A., & Zatorre, R. J. (2017). Modulating musical reward sensitivity up and down with transcranial magnetic stimulation. Nature Human Behaviour.

※2　Salimpoor, V. N., Benovoy, M., Larcher, K., Dagher, A., & Zatorre, R. J. (2011). Anatomically distinct dopamine release during anticipation and experience of peak emotion to music. Nature Neuroscience.

●間欠的ＴＢＳ（ｉＴＢＳ：intermittent TBS）
↓ＴＢＳを２秒間おこない、８秒間休止する方法。皮質の興奮性を上げられることがわかっています。

●持続的ＴＢＳ（ｃＴＢＳ：continuous TBS）
↓ＴＢＳ刺激を連続的におこなう方法。刺激対象の皮質の興奮性が抑制されることがわかっています。

ＴＢＳは、「興奮性を上下できる」という点でも、因果関係の証明に最適なプロトコルといえます。
実験は、17人の被験者を、３日間に分けて、ｉＴＢＳとｃＴＢＳ、そしてシャム（音だけして実際には刺激をしない擬似刺激条件）の３条件をそれぞれの日におこないました。被験者は、全条件で計６００回の刺激（４分程度）を受けた後、音楽を聴き（被験者が好きな曲５曲と、実験者が選んだ10曲）、「１：ニュートラル、２：小さな快感、３：大きな快感、４：ゾクゾクする」の４段階でリアルタイムに感じた快感を報告します。

被験者が音楽を聴いている最中には、音楽に対する快感の客観的指標の１つである皮膚電気活動（ＥＤＡ）を記録するとともに、行動的な動機指標として、実験者が用意した音楽を自腹で買える機会を提供しました。具体的には「オークションパラダイム」と呼ばれる方法で、被験者がもし本当にその曲が欲しければ、２カナダドルまでの範囲で「このくらいは支払うからこの曲を買わせてくれ！」と額を提示し（Willingness To Pay）、その額が実際の価格より高い時にその曲の合法的なコピーを被験者に渡す（その額を謝礼額から引く）、というものです。

結果、神経回路を興奮させるプロトコルであるiTBSが、参加者が感じる快感の強度も、精神性発汗の程度（EDA）も、払う金額も、cTBSに比較して高い結果となりました。

このことは、DLPFCへの外的刺激で、線条体ドーパミンニューロンを中心とした報酬系ネットワークがアクティブになり、より音楽に「気持ちよく（悪くも）」なれることを示唆する科学的知見であると同時に、コンシューマ向けのプロダクトとして大いに可能性があることを示すものです。そもそも、私たちは音楽の喜びを増幅させるためにアルコールなどの精神薬理作用を借りることはよくあることです。これらの刺激技術が、究極の「エンターテインメントテック」として受け入れられる未来も、そう遠くはないかもしれませんね。

私がこの研究で好きなのは、「音楽を聴いて気持ちいい」という超主観現象を科学的に定量化するために、心理（主観的な気持ちよさ）、生理（発汗）、行動（支払額）のデータを統合的に取得した点です。「気持ちいい」といった抽象的な主観概念をターゲットにする場合、何か1つのデータだけでなく、状況証拠を積み重ねることで対象の心理現象を科学の俎上にのせられるというのは、産業界へも示唆に富んだアプローチだと思います。

直接皮質を刺激することで感覚体験を導入できるか

人間の複雑な視覚体験を、刺激によって導入することはできるでしょうか？　残念ながら、TM

TMSで音楽を気持ちよく聞けるように※

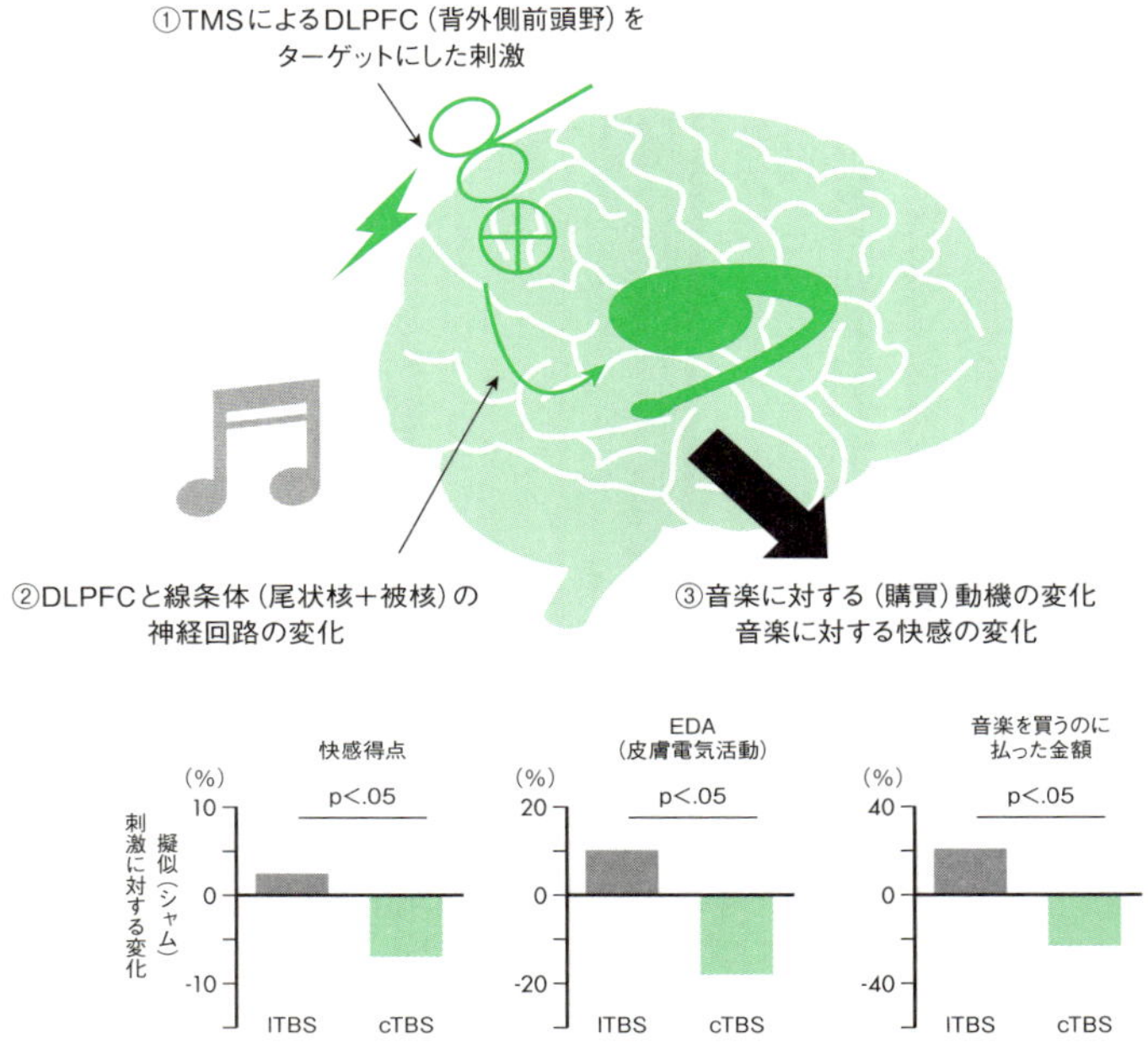

Figure 2　実験のスキーム

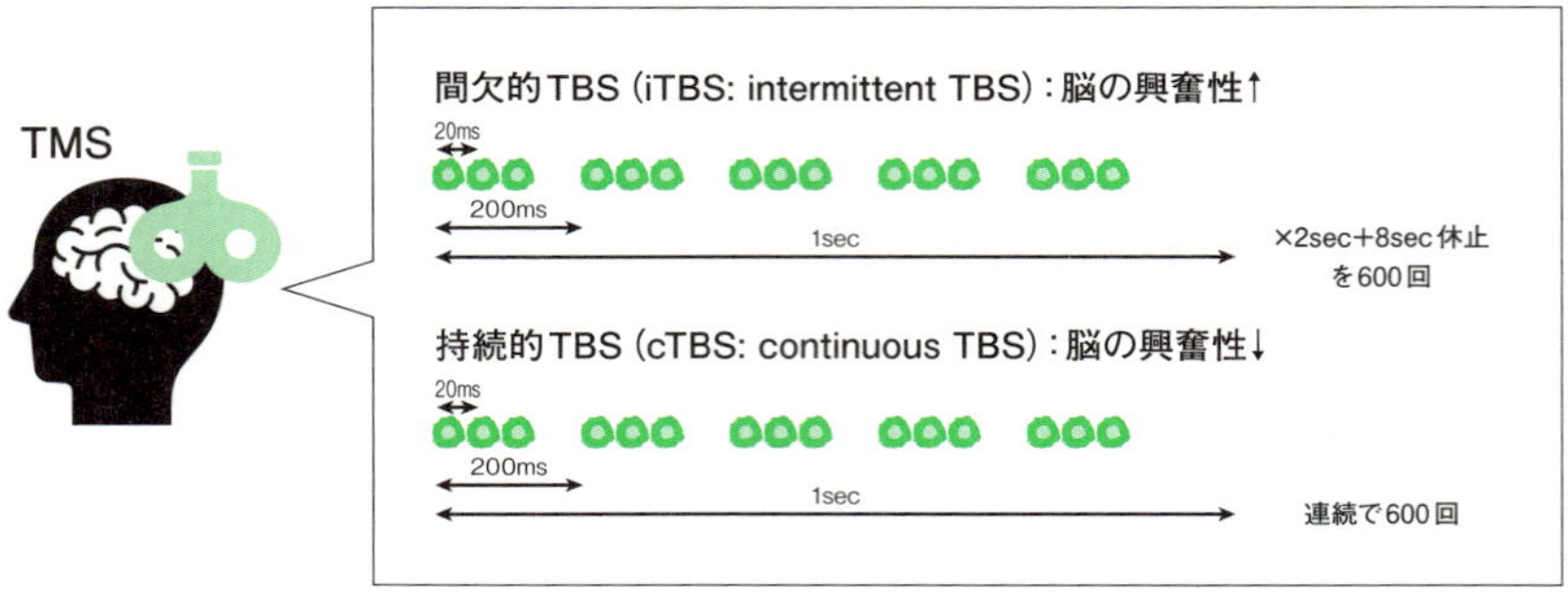

※Mas-Herrero et al.（2017）を基に作成

SやtDCSのようなざっくりとした非侵襲的な刺激では困難です。

読みとり技術と同様に、精度やできることの可能性が広いのは、侵襲的な方法です。具体的には、皮質脳波（ECoG）と呼ばれる、頭蓋内に留置した電極で大脳皮質表面の電気活動を捉える方法がありますが、この電極を刺激装置に接続して、刺激電極としても使えます。そういう刺激方法は、直接皮質刺激（DCS：Direct Cortical Stimulation）とか、電気脳刺激（EBS：Electrical brain stimulation）と呼ばれています。小さめの高密度電極だと1〜2㎜直径くらいの電極を、電極中心間の距離を4〜10㎜で並べ、ストリップ型／グリッド型のシートとして、難治性てんかんの検査などのために、脳外科の医師たちが手術で脳に留置します。

ニューヨーク大学とスタンフォード大学の研究者は、脳の後頭部（視覚野）にそれらの電極を留置した患者に協力してもらって実験をおこないました。視野の中のさまざまな位置に視覚刺激を提示してECoGを記録し、視覚野のさまざまな位置を電気刺激して、その対応関係を調べました[※1]。

1次視覚野を刺激すると、「フォスフェン（phosphenes）」と呼ばれる視野の特定の位置が光るような感覚が惹き起こされます。そして、左上に視覚刺激（チェッカーボード）を出した時に活動する脳領域[※2]を電気刺激すると、患者さんは左上にフォスフェンが見えるなど、「脳活動─知覚」間の一致がありました。また、知覚されるフォスフェンのサイズは、電流の大きさに相関して大きくなることがわかりました。

「なんだ、まだ光を見せるくらいしかできないじゃないか」と思われるかもしれませんが、「視野内のどの位置に、どのくらいのサイズの光点を見せるか」が制御できれば、ドット絵レベルで視野の内容を伝えられる可能性はあり、後天的な全盲の人向けに人工視覚デバイスとして応用できる可能

※1　Winawer, J., & Parvizi, J. (2016). Linking Electrical Stimulation of Human Primary Visual Cortex, Size of Affected Cortical Area, Neuronal Responses, and Subjective Experience. Neuron

※2　ECoGで10〜200Hzというブロードバンドでパワーが上がっていた電極。

性は十分にあります。また、デコーディングの技術が高度化したように、刺激の方法もマルチ電極パターン刺激のような進化を遂げれば、もう少し複雑な感覚体験を刺激で外部導入できていくことが期待されます。

刺激技術の臨床応用に関するエビデンス

精神・神経に関連した疾患の治療は未だ発展途上で、「これを飲めばすぐ認知症・うつ病が治る」という治療薬はまだありません。磁気・電気刺激を使った介入は、安全性、有効性、コスト効率の観点から、薬物治療に優越する治療技術として期待を持たれています。

たとえば、アルコール中毒に代表されるような「物質使用障害（SUDs）」は、神経系メカニズムの解明に大幅な進歩があったにも関わらず、治療の選択肢は依然として限られています。しかし、rTMSによる長期的な神経生理学的変化で、アルコール依存症患者の1日の飲酒量、喫煙者のタバコ本数とニコチン依存度が大幅に減少するなど[※1]、薬物への渇望、摂取、依存症の再発に関連する行動にポジティブな影響を及ぼす可能性が報告されています。

うつ病の治療も、いくつかのメタアナリシスで、次のことがわかっています。

- tDCSは、SSRI（うつ病の治療でよく使われる薬）に対して、効果は弱いが、一定の治療効果がある[※2]

※1 Diana, M., Raij, T., Melis, M., Nummenmaa, A., Leggio, L., & Bonci, A. (2017). Rehabilitating the addicted brain with transcranial magnetic stimulation. Nature Reviews Neuroscience

※2 Brunoni, A. R., Moffa, A. H., Sampaio-Junior, B., Borrione, L., Moreno, M. L., Fernandes, R. A., … Bensenor, I. M. (2017). Trial of Electrical Direct-Current Therapy versus Escitalopram for Depression. New England Journal of Medicine

各種の非侵襲刺激によるうつ病への治療効果※

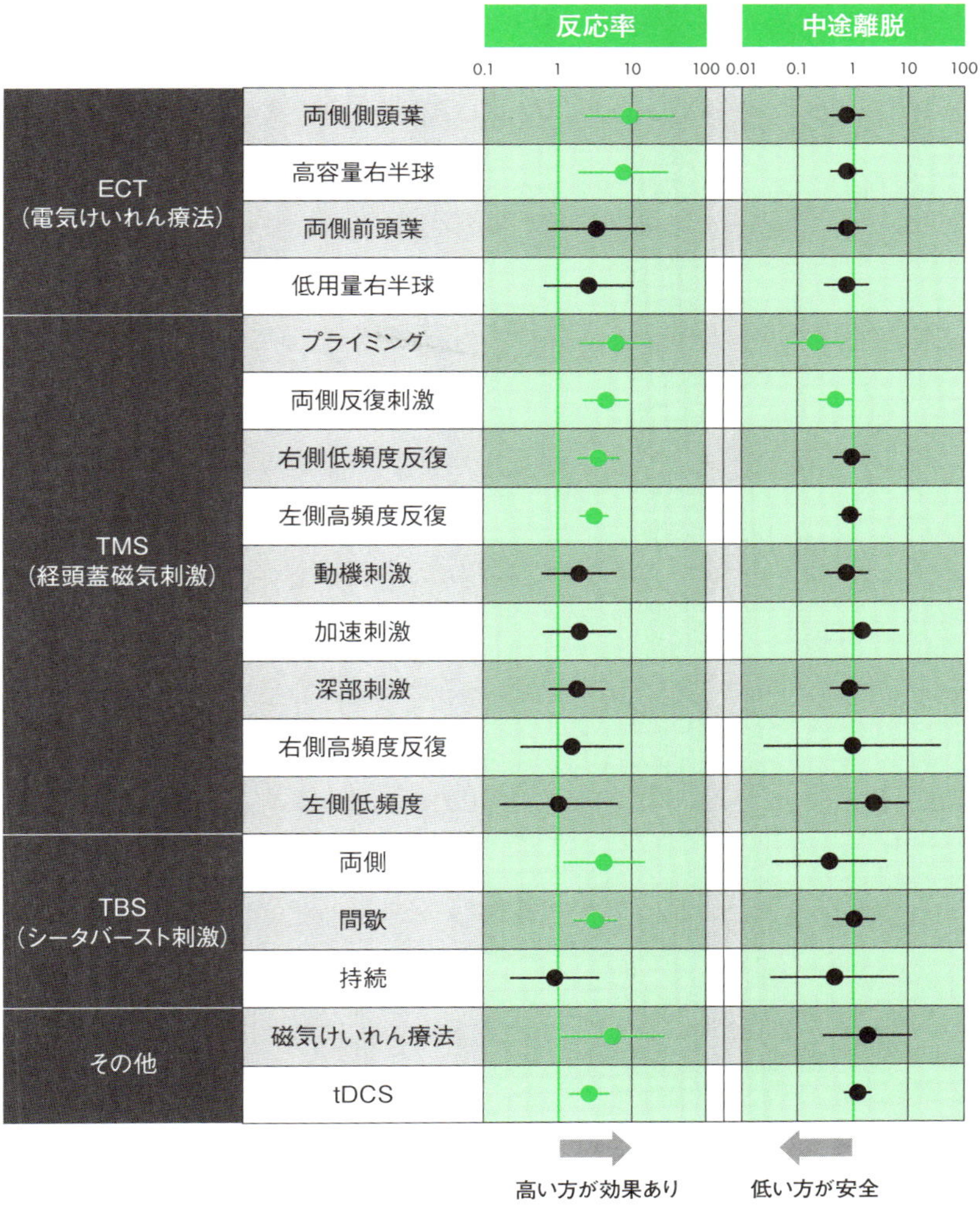

※Mutz, J., Vipulananthan, V., Carter, B., Hurlemann, R., Fu, C. H. Y., & Young, A. H. (2019). Comparative efficacy and acceptability of non-surgical brain stimulation for the acute treatment of major depressive episodes in adults: systematic review and network meta-analysis. BMJ (Online), 364. https://doi.org/10.1136/bmj.l1079

- さまざまな非侵襲的な神経刺激方法を比較すると、ＥＣＴ（電気けいれん療法）の効果が強いが、ＴＭＳ※1も同等の効果があり、臨床試験からの中途離脱も少ない（安全性が高そう）

ただ、臨床事例は少なく、ＴＭＳの神経生物学的な効果もまだよくわかっていなかったり、個人差があるなどの課題もあります。臨床で普及していくためにも、さまざまな刺激プロトコル、さまざまな部位に対する刺激でエビデンスを積み上げていく必要がありそうです。

寝ている間に刺激を受けるだけで学習効率を上げられるように？

臨床以外でも、認知機能の向上に関して、刺激によるさまざまな介入効果が報告されています。たとえば、「Ｖｉｇｉｌａｎｃｅタスク」という集中力の維持を求める課題において、ｔＤＣＳを前頭前野におこなうことで、コントロール条件に対し、課題成績の向上・反応時間を短縮できることがわかっています※2。

寝ている間に交流刺激（ｔＡＣＳ）を受けることで、記憶の定着を促進できることも報告されています※3。睡眠中に脳波を記録していると、「睡眠紡錘波」という睡眠のステージⅡを示す、12Ｈｚくらいの成分が出てきますが、それをターゲットにしました。

実験では、16名の被験者に、特定のキーを特定の順番でタッピングすることを覚えるタスク（「音の出ないピアノで特定のフレーズを弾けるようになる」ような課題をイメージしてください）を、就

※1　特にプライミングTMSと呼ばれるrTMSの前に弱い高周波刺激で脳の興奮性を導入する方法

※2　Nelson, J.T., McKinley, R.A., Golob, E.J., Warm, J.S., Parasuraman, R., 2013. Enhancing vigilance in operators with prefrontal cortex transcranial direct current stimulation (tDCS). Neuroimage.

寝前と起床後におこなってもらいました。刺激のプロトコルが洗練されていて、被験者の脳波に紡錘波が現れた時に、それをリアルタイムに検出し、tACSを起動させ、紡錘波と同じ12Hzの刺激を1mA両側の前頭部に与えました。これで、ステージⅡの睡眠段階の紡錘波に関連した成分のみを増強することに成功しました。

これは、特異性の高い（どんな段階の、どんな成分に効果があるのかを特定できる）介入で、科学的信頼性も高いと評価できます。刺激をすることで「脳波のα波もβ波も紡錘波も大きくなりました」では、いったい何の効果かわからないからです。

被験者が目覚めた後、同じタッピング課題をしてもらうと、シャム（脳波計・刺激装置をつけるけど刺激はしない）条件と比べて、パフォーマンスが有意に上がりました（素早くキーを押せるようになった）。元々、寝ると脳の中で記憶の定着が起こり、寝る前の成績より良くなるのですが、その記憶の固着効果を紡錘波の増強で促進できるということです。さらに、シャム条件の被験者を調べてみると、個人ごとの睡眠中の紡錘波の強度とパフォーマンス向上の程度が相関していました。

これらの結果から、紡錘波が記憶の固着に与える機能的意義とともに、「寝ている間に刺激を受けるだけで学習効率を上げられる」という夢の技術の萌芽を感じます。もちろん、すべてに効果があるわけでなく、この研究でもペア単語の記憶には効果がなかったので、有効なドメインは限定されるはずですし、きちんと検証はしなければなりません。しかし、まじめにやれば、いいビジネスの種になりそうですよね。ただ、寝る前にちゃんと学習はしなければ意味がないので、そこの努力は惜しまないでください。

※3　Lustenberger, C., Boyle, M. R., Alagapan, S., Mellin, J. M., Vaughn, B. V., & Frohlich, F. (2016). Feedback-controlled transcranial alternating current stimulation reveals a functional role of sleep spindles in motor memory consolidation. Current Biology

電気刺激以外に脳を変調させる方法

ちなみに、最近では、わざわざ電気刺激せず、誘発したい脳波の周波数と同じ周波数の視聴覚刺激を与えるだけで、脳のモジュレーションと認知機能の向上を実現できることもわかっています※。脳波で観察される5・5Hzくらいの成分を「シータ波」と呼びますが、このシータ波とエピソード記憶（どこで、だれがなにをした的な記憶）の形成には、昔から関連が指摘されていました。そこで、エピソード記憶の課題、具体的には300語の単語を「生き物」かどうか判断させる課題と「人工物」かどうかを判断させる課題を出します（記憶の記銘のフェーズ）。そして、36分後の想起フェーズで、見せられた単語について次のことを回答します。

- 先ほど出てきた単語か？（item recognition）
- 生き物課題か、人工物課題か？（source memory＝エピソード記憶）

36分の間に、被験者はMind Alive社の「DAVID PAL 36」という装置をつけて、ヘッドフォンとメガネの裏のLEDライトから、5・5Hzの視聴覚刺激を浴びます。すると、脳波のシータ成分が増え、エピソード記憶の成績もコントロール条件（ホワイトノイズとベータ波の視聴覚刺激を浴びた条件）よりよくなりました。脳刺激と違って「脳のどの場所を刺

※ Roberts, B. M., Clarke, A., Addante, R. J., & Ranganath, C. (2018). Entrainment enhances theta oscillations and improves episodic memory. Cognitive Neuroscience.

激するか」という選択性は弱いのですが、感覚野からの周波数刺激でもざっくりと脳を変調できるなら、こちらのほうが手軽そうです。実際、Ｐｈｉｌｉｐｓ社が発表して話題になった「Ｓｍａｒｔ Ｓｌｅｅｐ」という睡眠改善を謳うデバイスは、脳波で睡眠状態をモニタリングし、ユーザーが徐波睡眠という深い睡眠段階に移行したら、イヤホンから音刺激を流して脳を変調させるとしています[※1]。私は持っていませんが、４００ドルで買えます。

電気刺激で問題解決力や創造性を上げる？

記憶だけでなく、発想力の向上にも脳刺激が使えそうという事例もあります。ナインドットパズル(nine dot problem)といって、ひと筆書きかつ４つの線を用いて、３×３の９つの点すべてを通せという課題があります。正解はご自身で調べてもらうとして、かんたんそうに見えるくせに、これを解くのにはかなりの発想力（既存の概念を超えた突飛なアイディア）が要求されます。実際、過去１００年以上におよぶ研究で正解率は０に近いといわれています。

しかし、ｔＤＣＳで脳の左半球に陰極を貼り、右半球に陽極をつけて電流を流すだけで、４割の人がこの問題を解けるようになることが報告されています[※2]。ちなみに、ｔＤＣＳを流さなかった被験者は、１人も解けなかったようです。

似たような課題で、「マッチを１本動かして正しい式を作れ」というものがあります。

このマッチの課題も、左の側頭部に陰極を貼り、右の側頭部に陽極を貼ると、逆に電流を流す／

※1　https://www.usa.philips.com/c-e/smartsleep.html
※2　Chi, R. P., & Snyder, A. W. (2012). Brain stimulation enables the solution of an inherently difficult problem. Neuroscience Letters
※3　Chi, R. P., & Snyder, A. W. (2011). Facilitate insight by non-invasive brain stimulation. PLoS ONE

ナインドットパズル

4本の線ですべての点を通せ

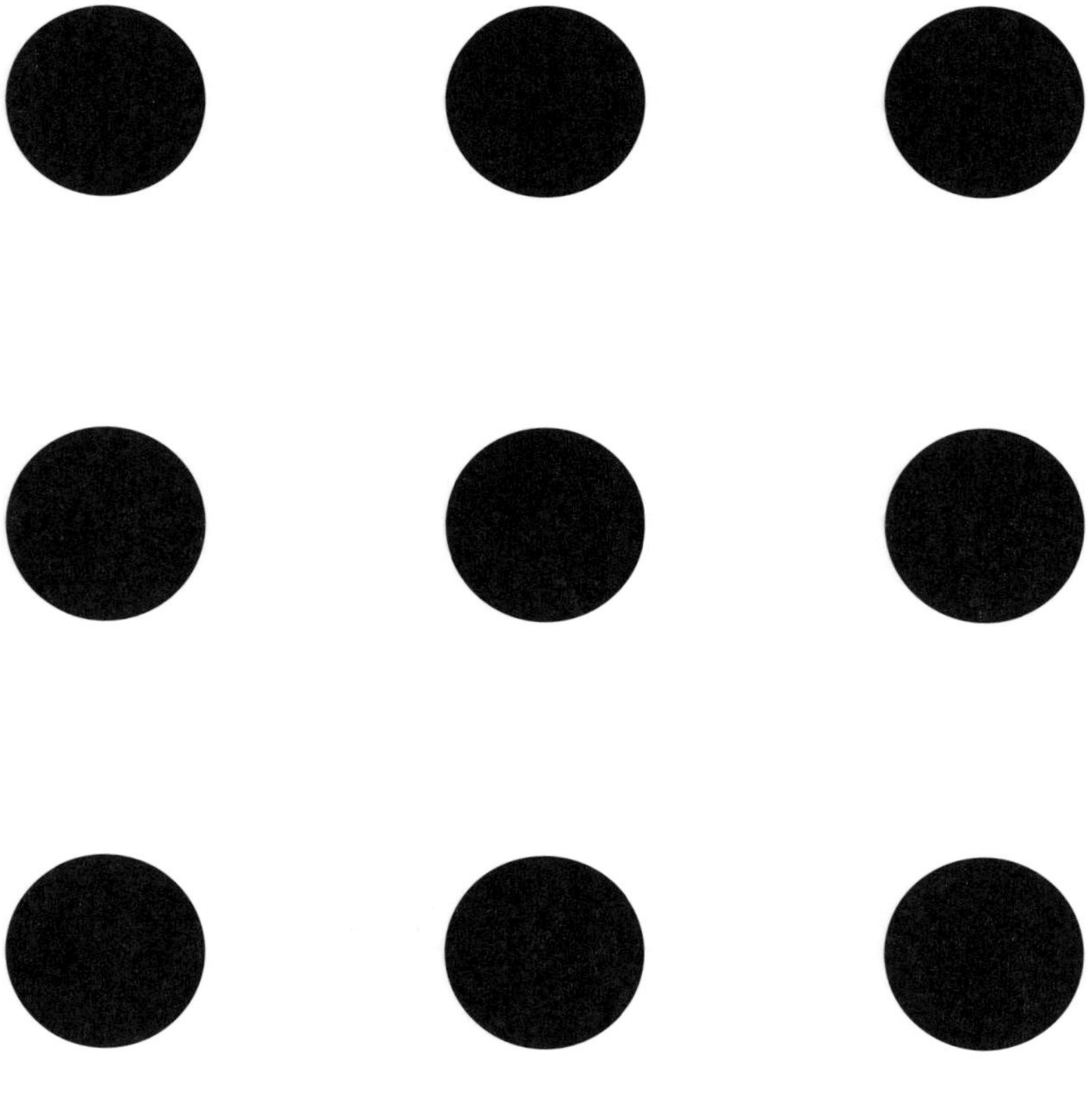

マッチを１本だけ動かして正しい式を作れ※

Type1

元の式

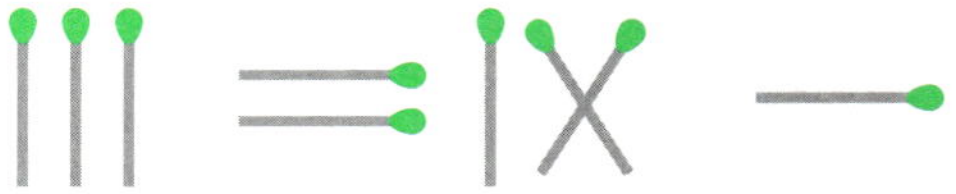

正解

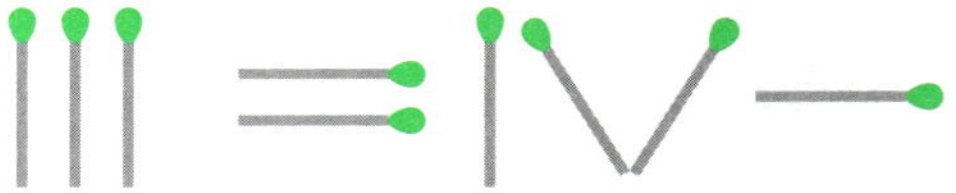

Type2

元の式

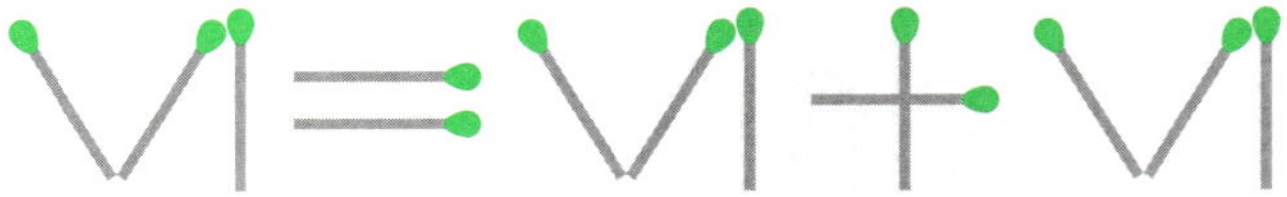

正解

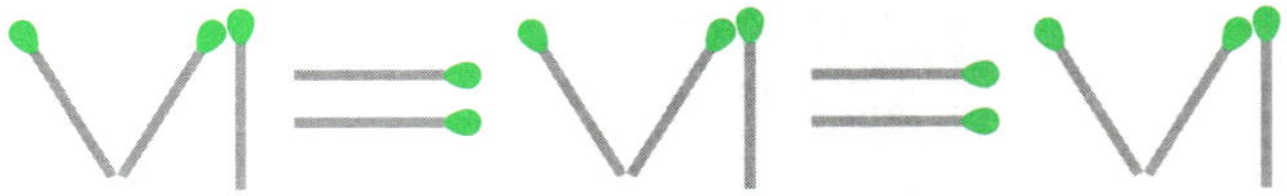

Type3

元の式

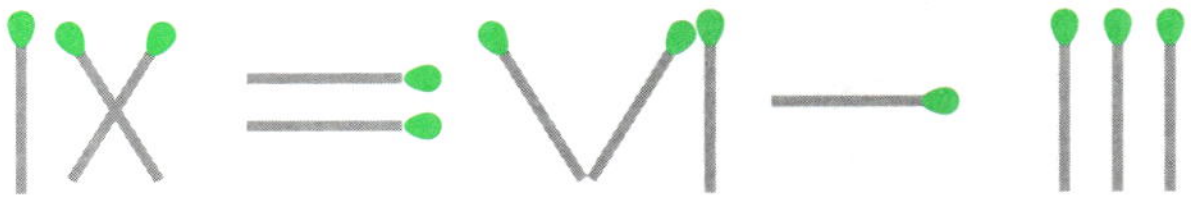

正解

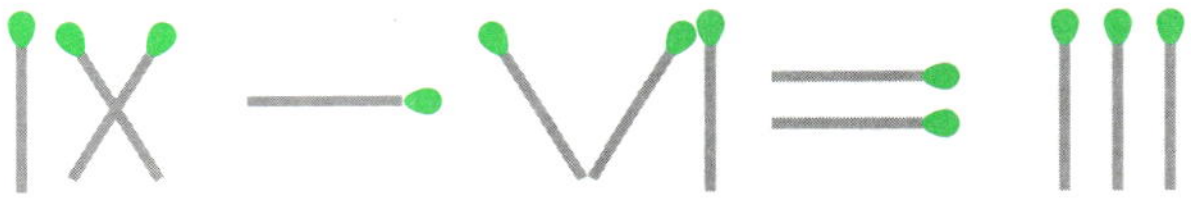

※Chi, R. P., & Snyder, A. W. (2011). Facilitate insight by non-invasive brain stimulation. PLoS ONE, 6(2). https://doi.org/10.1371/journal.pone.0016655

流さない時と比べて、３倍くらいの人が正答するようになりました※3。メカニズムはまだよくわかっていないですが、凝り固まった思考をしがちな左脳の働きを抑えて、より新しい発想をする右脳の働きを強めることがこうした直観力課題には有利なのではないかと解釈されています。

睡眠改善もいいですが、発想力を瞬間的にブーストできるなら、プロジェクトの企画会議やコピーライティングのブレストの前などに数分間こいつで刺激をしてみてもいいかもしれません（ただし、実務上のエビデンスはちゃんと検証しないとですね）。

専門スキルの獲得に電気刺激を活用する――飛行機の操縦

航空機の操縦といったかなり現実的なスキルの獲得にｔＤＣＳが影響を与えるという、ＨＡＬ（ハワードヒューズ研究所）やロッキードマーチン社の研究者らによる研究もあります※。31人のＨＡＬの男性職員を被験者として、「できるだけ少ない重力加速度で着陸する」というフライトシミュレーターの課題を４日間おこなってもらい、その際にｒＤＬＰＦＣ（右背外側前頭前野）にｔＤＣＳの陽極刺激を与えました。すると、シャム刺激に比べて、刺激条件では被験者間のスキル向上（重力加速度の減少）のばらつきが少なくなっていました。ｔＤＣＳによる刺激が、操縦という複雑かつ現実的なスキルの獲得にも何かしら影響を与えていることが示唆されます。こういう「特殊なスキル」の獲得が求められるような航空や軍事分野で応用が加速されそうです。

※ Choe, J., Coffman, B. A., Bergstedt, D. T., Ziegler, M. D., & Phillips, M. E. (2016). Transcranial Direct Current Stimulation Modulates Neuronal Activity and Learning in Pilot Training. Frontiers in Human Neuroscience.

ｔＤＣＳは乗り物酔いの救世主？

乗り物関連で、もう１つ。自動車や船で酔いやすい人は大変ですよね。酔い止めのような薬もあることにはあるのですが、基本的に神経系の興奮性を全部下げてしまうので猛烈に眠くなったりと副作用が多く、じつは根本的な解決が難しい領域です。しかも、今後、自動運転のような技術が浸透していったら、車での移動中に別のことをやりたいニーズ（だいたいがスマホをいじるとかだと思いますが）も増えるでしょうし、それに伴って酔い＝動揺病の問題は顕在化していくはずです。

そんなとき、ひょっとしたら、脳への電気刺激が、解決策の１つになるかもしれません。

乗り物酔いの原因になる揺れ、つまり加速度や角速度を感知するのは、私たちの耳の中にある前庭―頭頂葉を中心とした知覚システムです。そこで、左の頭頂葉付近をｔＤＣＳの陰極で抑制することで酔いを低減できないか、英国のグループが検証しました※。

実験では、被験者に回転／傾斜する椅子（ＯＶＡＲ）に座ってもらい、２回の試行がおこなわれました。

- １回目　↓　偽のｔＤＣＳを装着して回転／傾斜する椅子に座り、酔わせられる
- ２回目　↓　ｔＤＣＳの電極を左半球の頭頂葉に装着し、１・５ｍＡの電流強度で刺激しながら酔わされる

※ Arshad, Q., Cerchiai, N., Goga, U., Nigmatullina, Y., Roberts, R. E., Casani, A. P., ... & Bronstein, A. M. (2015). Electrocortical therapy for motion sickness. Neurology

ここで、陽極刺激をする群と、陰極刺激をする群に分けます。

実験後、酔いの症状が出た時間やその経過、酔いが回復した時間などを自己報告してもらったところ、陰極で刺激した時は、酔いの症状が出るまでの時間が有意に伸び、さらに酔いの症状が回復する時間が早くなりました。

ただ、元々酔いにくい被験者のほうが効果が大きく、この恩恵を享受できる人は限られるかもしれません。それでも、副作用なく乗り物酔いへ介入できる方法ということで、実用化されれば使ってみたい人も多そうです。

tDCSは自白剤のようにウソを減らせるか

「グヘへ、このクスリを打たれてはウソをつくことは不可能だ!」そんなスパイ映画などで出てくる自白剤。英国BBCによると[※1]「チオペンタールナトリウム」という麻酔薬だとみられているらしいですが、その効果のほどはイマイチのようです。

スイスと米国の研究グループは、自白させるところまではいきませんが、tDCSでウソを減らすことに成功しています[※2]。彼らは、145名の大学生を対象に1人ずつ10回サイコロを振り、その結果を報告してもらいました。指定された数字が出た場合(出現率50%)には9スイスフランの報酬を受けとることができ、そうでない場合(出現率50%)には報酬はありません。この間、右DLPFC(背外側前頭前野)をtDCSで電気刺激しました。

※1 https://www.bbc.com/news/magazine-24371140
※2 Marechal, M. A., Cohn, A., Ugazio, G., & Ruff, C. C. (2017). Increasing honesty in humans with noninvasive brain stimulation. Proceedings of the National Academy of Sciences

シャム条件と陰極刺激条件では、なぜかみんな70％程度も指定された数字が出ていて、「おかしいな」という感じでした。一方、tDCSで右DLPFCを陽極（Anodal）刺激した場合、正答率が50％に近づいた、つまりウソをつく人を減らすことができました。

「私と仕事、どっちが大事なの？」と聞きたい女性のみなさん。彼氏や旦那の右の背外側前頭前野に陽極刺激をしてから聞けば、若干よりホンネに近い答えを引き出せるかもしれません。その後どうなるかは、当方では責任を負えませんので、あしからず。

一般ユーザーの刺激装置の利用状況

刺激装置の中でも、TMSは有効ながら装置が高価かつ大きいので、一般用途での普及は進んでいません。

すでに紹介した経頭蓋直流電流刺激（tDCS）は、現在すでに一般家庭向けにtDCSデバイスが販売されています。しかし、科学者、臨床医、倫理学者は、tDCSの自宅使用に伴う潜在的な危険性や意図しない結果について警告しています。また2015年には、国際臨床神経生理学会連合（IFCN：International Federation of Clinical Neurophysiology）がtDCS使用に関する注意喚起書を発表しています。このように、tDCSの自宅での使用は注目されているにも関わらず、実際のユーザーの実態やその用途といった情報はほとんど調べられていないのが現実です。

そんな中、tDCSデバイスの実態を調べた研究※があります。

※ Wexler, A. (2017). Who Uses Direct-to-Consumer Brain Stimulation Products, and Why? A Study of Home Users of tDCS Devices. Journal of Cognitive Enhancement

2016年6月時点でｔＤＣＳデバイスを消費者に直接販売している7社の顧客に調査を実施したところ、次の結果となりました。

- 使用者の約8割は男性で、平均年齢は約45歳

新しいもの好きの若者がユーザーのイメージがありますが、意外と年齢がいっています。

- ユーザーの大部分（73・5％）は北アメリカの住人

国籍の上位3か国はアメリカ（68・7％）、オーストラリア（5・3％）、カナダ（4・7％）でした。

- ｔＤＣＳデバイスを購入した理由

被験者の購入理由をＴｒｅａｔｍｅｎｔ（疾患の治療）、Ｒｅｓｔｏｒａｔｉｏｎ（加齢などで低下した認知能力の回復）、Ｅｎｈａｎｃｅｍｅｎｔ（認知能力の向上）に分類した結果、回答は次のようになりました。

・約3分の2 → 認知能力向上
・約3分の1 → 疾患の治療
・約4分の1 → 認知能力の回復

そして、Treatmentを目的としてtDCSを使用した患者のうち、74・0％がうつ病のために使用していて、ADD／ADHDの治療目的と答えた人も26・7％いました。「効果があった」と回答した人も42・5％いました。ただし、前に述べたとおり、必ずしもきちんとコントロールされたエビデンスが豊富なわけではありません。プラセボ的な効果も多分にあることを念頭において評価すべきと思います。

刺激装置を用いた事業の例

具体的に事業をやっている会社の例を紹介します。

スウェーデンのマルメにあるFlow Neuroscience社[※1]は、うつ病の治療用途でtDCSヘッドセットとモバイルアプリを開発・販売していて、Johnson&Johnson Innovation LLCなどが支援しています。1日30分、6週間のうち18回程度の使用が推奨されていますが、「医師や専門家の指導のもとで」という注意書きがなされています。ちなみに、6万円くらいで買えるようです。

米国のNeuronetics社[※2]は、うつ病患者向けNeuroStar TMS TherapyというFDA承認済みのTMS治療ソリューションを提供し、NASDAQに上場している企業です。こちらは自宅用途ではなく、患者さんは歯医者さんにあるようなユニットチェアに座ってTMSを受けます。治療は、1回約40分を週5回、4〜6週間おこなうとのことです。

※1　http://flowneuroscience.com/wp/
※2　https://neurostar.com/neuronetics/

ボストンとバルセロナにオフィスを持つＮｅｕｒｏｅｌｅｃｔｒｉｃｓ社[※1]は、脳の健康増進に寄与する「デジタル・ブレイン・ヘルスカンパニー」をうたっていて、脳波計とｔＤＣＳがセットになっているウェアラブル脳波―刺激デバイスを開発・販売しています。現状、医療・研究目的のみで販売しており、２０１７年の売上は約２７６万ドル。デバイスは布製のキャップに電極が複数ついており、マルチチャネル経頭蓋電気刺激（ｔＤＣＳ、ｔＡＣＳ、ｔＲＮＳ）、ＥＥＧ、加速度センサーがついたＳｔａｒｓｔｉｍと、ＥＥＧと３軸加速度センサーを持つＥｎｏｂｉｏの２種類。どちらもワイヤレスなので、日常生活で治療やモニタリングをして、その記録をとれることが売りです。スペイン、フランス、ベルギーでは脳卒中や神経損傷による痛み、うつ病の治療に使用されているらしく、今後さらにさまざまな脳関連疾患の検知、睡眠モニタリング、アルツハイマー病や認知症など神経変性疾患のバイオマーカー、ニューロフィードバック、ＢＣＩへの応用可能性を展望しているようです。センシング（脳波）―フィードバック（刺激）一体型になれば、たとえば脳波でてんかん発作の予兆を検知して、発作を抑えるような電気刺激をするなどのシームレスな介入が実現できるため、今後のトレンドとなりそうです。

Ｈａｌｏ Ｎｅｕｒｏｓｃｉｅｎｃｅ社[※2]は、２０１３年にＤａｎｉｅｌ Ｃｈａｏらが立ちあげた、サンフランシスコに拠点をおく企業です。会社のコンセプトは〝Upgrade Your Brain〟、かっこいいですね。彼らは、「Ｈａｌｏ Ｓｐｏｒｔ」というヘッドフォン型のｔＤＣＳデバイスを販売していて、運動野の興奮性を高めることで、アスリートの技術や筋力、爆発力、持久力を効果的に高められるとしています。実際に、２０１９年には、20分のＨａｌｏ刺激で自転車こぎのパワーを高めるという研究成果も発表しており[※3]、オリンピック選手、ＮＢＡ、ＮＦＬ、ＭＬＢなど、名だ

※1　https://www.neuroelectrics.com/
※2　https://www.haloneuro.com/
※3　Huang, L., Deng, Y., Zheng, X., & Liu, Y. (2019). Transcranial Direct Current Stimulation With Halo Sport Enhances Repeated Sprint Cycling and Cognitive Performance. Frontiers in Physiology

たる団体や個人に使用されているようです。３４９ドルで買えます。

ちなみに、ｔＤＣＳはちょっと探せば個人でも買えてしまいます※が、強い電流密度で利用すると素人は文字どおり火傷するリスクがあります。試す時は、専門家の指導のもとでやることをおすすめします（私自身も大学院生の頃、自ら被験者となって、ＴＭＳ、ｔＤＣＳなど数々の刺激を研究として受けてきましたが、今のところなんの後遺症もありませんので、必要以上に怖がる必要はないと思います）。

※https://www.tdcs.com/best-tdcs-devices-of-2019

ニューロフィードバック

――外部からの刺激に頼らない介入技術

外部からの刺激に頼らないもう1つの介入技術が「ニューロフィードバック」です。これは、自分の脳の情報処理の仕方を自分で調整することを促す技術です。

「手首を曲げて」とか「左足を出して」と言われれば普通にできるでしょうが、「じゃあ次は左の背外側前頭前野の脳活動を起こして」と言われても無理ってもんですよね。骨格筋の随意運動とは違って、自分の脳のどこをどう使うかなんて、自分ではコントロールするのが難しいのです。そこで、外部から本人の脳の状態を観測し、本人に何らかの形でそれを知らせ、自分で特定の脳の状態になるようコントロールできるようにトレーニングしようというものが、ニューロフィードバックです。2010年頃から飛躍的に研究が進んでいます※。

ニューロフィードバックの利点としては、次のことが挙げられます。

- 大型の刺激装置がいらない
- 刺激装置が介入できるより多様で複雑な脳状態を導入できる（活動パターンや領域間の結合などど）ため、適用先の可能性が大きい
- 外的な刺激をしないため、心理的抵抗感が少ない

※ Takeo Watanabe, Yuka Sasaki, Kazuhisa Shibata and Mitsuo Kawato (2017). Advances in fMRI Real-Time Neurofeedback. Trends in Cognitive Sciences

ニューロフィードバックの論文数の推移※

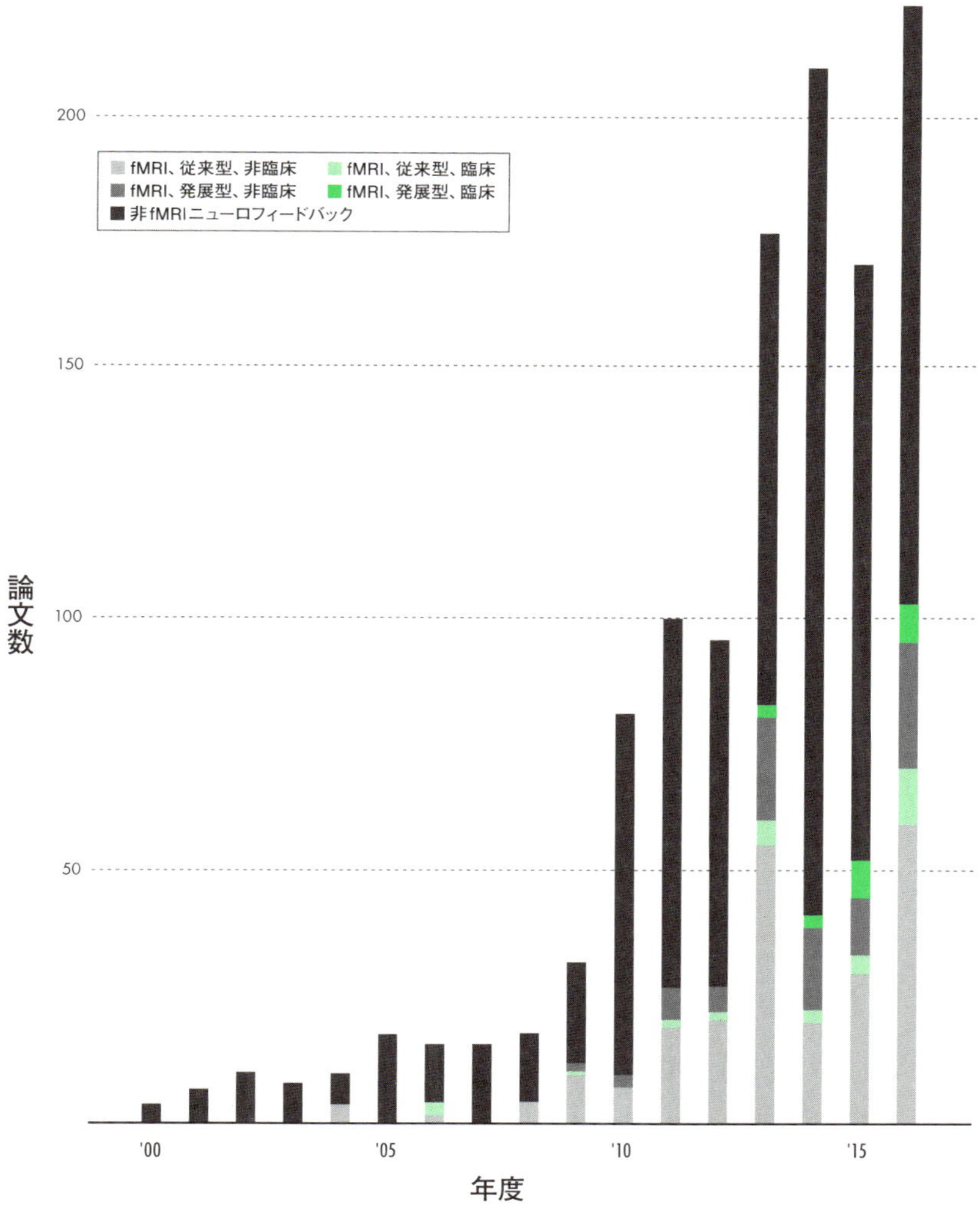

※Watanabe et al.（2017）をもとに作成

ニューロフィードバックの種類

ＥＥＧを使ったニューロフィードバックには、次のような効果が報告されています。

- 記録される脳波の周波数成分や振幅値を自分でコントロールすることで、視覚的注意が高まる
- マインドワンダリング（いわゆる注意散漫状態）が減る※1
- メンタルローテーション（心の中で想像した対象物を回転させるような処理）や、楽器の演奏など内部処理が必要なタスクのパフォーマンスが向上する※2

ｆＭＲＩを使うとフィードバックの対象もいろいろ増えて、単純な脳活動だけでなく、脳領域間の機能結合、あるいは特定の関心領域（ＲＯＩ）に働きかけることもできます。ヘビースモーカーを対象とした、機能結合に対するニューロフィードバックと、ＲＯＩに対するニューロフィードバックの研究※3では、機能的結合のコントロールのほうが渇望スコアの低下に有効であり、２か月ほどは機能的結合の効果が持続しました。このことから、ニューロフィードバックは機能的に異なる脳のネットワークの結合を変えるだけでなく、長期的な影響ももたらすことが示されています。

※1　Ros, T., Theberge, J., Frewen, P. A., Kluetsch, R., Densmore, M., Calhoun, V. D., & Lanius, R. A. (2013). Mind over chatter: Plastic up-regulation of the fMRI salience network directly after EEG neurofeedback. NeuroImage

※2　Sitaram, R., Ros, T., Stoeckel, L., Haller, S., Scharnowski, F., Lewis-Peacock, J., … Sulzer, J. (2017). Closed-loopbrain training: The science of neurofeedback. Nature Reviews Neuroscience

※3　Kim, D. Y. et al. The inclusion of functional connectivity information into fMRI-based neurofeedback improves its efficacy in the reduction of cigarette cravings. J. Cogn. Neurosci. 27, 1552-1572 (2015).

特定の脳状態をフィードバックする「デコーディッドニューロフィードバック」

デコーディング技術で脳活動のパターンから特定の脳状態をフィードバックする研究（DecNef）も進んでいます。この分野は日本のお家芸ともいえる領域で、ブラウン大学の渡邊武郎先生、ATRの川人光男先生、理研・脳神経科学研究センター（CBS）の柴田和久先生らが2011年頃から切り拓いてこられた領域です[※1]。

デコーディッドニューロフィードバック（DecNef）は、被験者に脳のターゲット領域で特定の活動パターンを誘発して、その行動・認知への変化を観察する目的で生まれてきた技術です。デコーディングと同じく、「神経活動と特定の行動の因果関係の解明」という科学的な興味を達成する、有益な方法です。応用を見据えた視点での利点は、次の2つです。

- 解読可能な脳活動パターンで表現されるあらゆる状態や疾患のコントロールに適用できる汎化性
- 無意識にトレーニングできるため、治療のために患者にとって辛い記憶を思い出さなければいけないような心的外傷後ストレス障害の治療も負担なくおこなえる

実際に、実験的に導入したトラウマを、DecNefで無意識に克服できるようになるという研究もあります[※2]。

DecNefの基本的なプロトコルは、次のようにシンプルなものです。

※1　Watanabe, T., Sasaki, Y., Shibata, K., & Kawato, M. (2017). Advances in fMRI Real-Time Neurofeedback. Trends in Cognitive Sciences.

※2　Koizumi, A., Amano, K., Cortese, A., Shibata, K., Yoshida, W., Seymour, B., … Lau, H. (2016). Fear reduction without fear through reinforcement of neural activity that bypasses conscious exposure. Nature Human Behaviour.

1. 被験者は、fMRIスキャナに入って、視覚刺激（マーク）に集中するよう指示される
2. ターゲット領域のfMRIボクセルパターンを計測し、事前に作成したデコーダーに入力する
3. 計測したfMRIボクセルパターンとデコーダーをもとに、ターゲットとの類似度を計算する
4. 類似度に応じた大きさのマークが被験者に提示される
5. 被験者は、トライアンドエラーをくり返しながら、そのマークを大きくすることをトレーニングしていく

「人の顔を見た時に感じる『好き』という気持ち」を変えるという興味深い研究を例に、具体的なプロセスを紹介します※。

まず、被験者の脳をfMRIでスキャンしながら300枚の顔写真を見せて、どのくらい好きかを10段階で評価します。機械学習を使うと、脳の「帯状皮質」の活動パターンから、その人が「好き」だと感じた時と「嫌い」と感じた時、双方の予測（解読）ができることがわかりました。

次に、「好きでも嫌いでもない」と答えた顔を見せながら、続いて提示される緑色の円形の視覚刺激を大きくするように教示されます。本人には教えないのですが、じつはこのマークの大きさは、「好き」か「嫌い」な脳を見せた時の帯状皮質の活動パターンに近いと大きくなるように、リアルタイムに制御してあります。本人は、よくわからない中で適当にいろいろなことを考えたりしながら、その図形を大きくしていると、その後同時に見ていた顔を「好き」あるいは「嫌い」双方の方向に変化させられることがわかりました。

男子は、好きな女の子の「好みの男性」のタイプを何とか聞き出して、それに近づくようにがん

※ Shibata, K., Watanabe, T., Kawato, M., & Sasaki, Y. (2016). Differential Activation Patterns in the Same Brain Region Led to Opposite Emotional States. PLoS Biology

ばってきましたが、より精度（つきあえる確率）を上げるために、これからは好きな女の子が「好きな男性を見ている時の脳活動パターン」を何とかして手に入れ、それを起こせるように髪形や服装を変える努力をするような時代になるかもしれません。

DecNefの例　～ニューロフィードバックで対人の好き嫌いも変えられる※

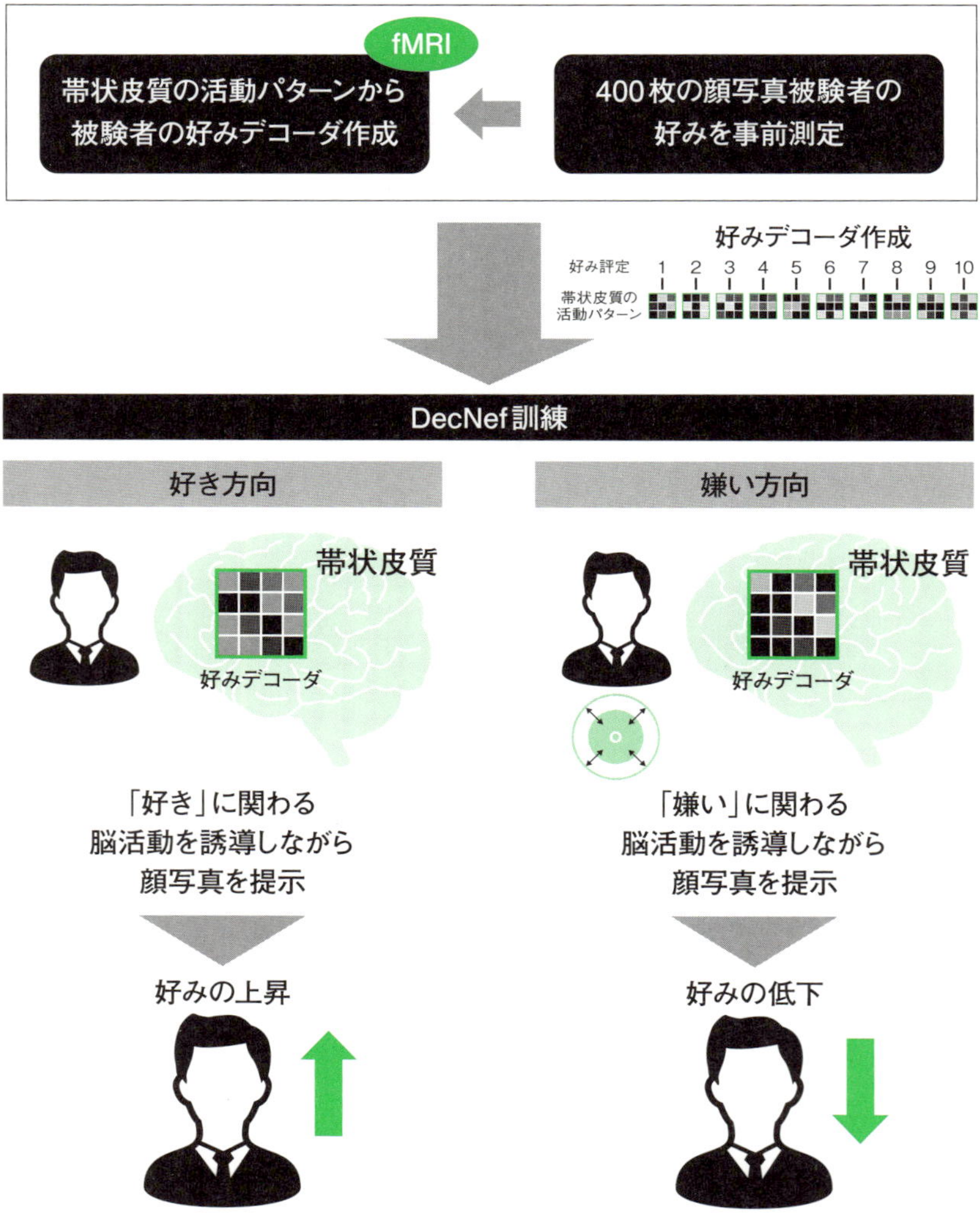

※Shibata et al.（2016）およびプレスリリース（http://www.atr.jp/topics/press_160909.html）に基づき作成

ニューロフィードバックの臨床応用の可能性

ADHDを緩和する

脳刺激と同様に、ニューロフィードバックも、いくつかの領域で臨床応用の可能性が広がっています。

たとえば、学習が困難な子どもや注意欠陥多動性障害（ADHD）の子どもの安静時EEGでは、健常な成長過程にある子どもに比べて、デルタ帯やシータ帯といった低周波の脳波成分が非常に大きいことが知られていました。ニューロフィードバックによって、それら低周波成分を減少させるトレーニングを受けることで、ADHDの症状が緩和され、しかも従来の注意訓練を上回る効果をあげることが報告されています[※1]。つまり、何らかの脳の情報処理の異常を脳計測により特定できれば、その異常を本人が自身でコントロールする方法をニューロフィードバックの訓練を通して学ぶことで、症状を緩和できる可能性があるということです。

ほかにも、予備的ではあるものの、次のような研究で前向きな結果が得られています。

●うつ病の治療[※2]

※1　Steiner, N. J., Frenette, E. C., Rene, K. M., Brennan, R. T., & Perrin, E. C. (2014). Neurofeedback and cognitive attention training for children with attention-deficit hyperactivity disorder in schools. Journal of Developmental and Behavioral Pediatrics
※2　Yamada, T. et al. (2017) Resting-state functional connectivitybased biomarkers and functional MRI-based neurofeedback for psychiatric disorders: a challenge for developing theranostic biomarkers. Int. J. Neuropsychopharmacol.

● 成人の高機能自閉症スペクトラムの治療[※1]

これらの研究は、臨床効果を明らかにするだけでなく、特定の神経ネットワークの接続強度から疾患の重症度を予測できることも報告しています。「脳のネットワークの接続性」が精神疾患の原因である可能性を示している点で、基礎医学的にも大いなる価値があります。

ニューロフィードバックの応用プロジェクト

実際に臨床応用事業を本格的に取り組んでいる企業としては、国際電気通信基礎技術研究所（ATR）脳情報通信総合研究所の川人光男所長が立ち上げたXNef社が挙げられます[※2]。日本の研究者たちが中心的な役割を担って切り拓いたDecNef法を応用した診断機器、治療機器、ソフトウェアなどを開発しています。基礎研究でも応用面でも世界と戦えるレベルを持っている数少ない領域だと思うので、国家をあげた支援が望まれます。

世界を見てみると、〝BRAINTRAIN〟プロジェクトという、EU第7次研究開発枠組計画の中で2013年から始まったものがあります[※3]。英国（カーディフ大）、フランス、ポルトガル、オランダ、ドイツ、イスラエルなどの10の学術研究機関と、大・中小企業3社が参加しています。彼らは、リアルタイムfMRIニューロフィードバック（fMRI―NF）の臨床応用（薬物中毒や気分障害、発達障害がターゲット）を目指して、イメージング技術の開発、EEGとの併用

※1 Yahata, N. et al. (2016) A small number of abnormal brain connections predicts adult autism spectrum disorder. Nat. Commun.
※2 https://www.atr.jp/business/license.html
※3 http://www.braintrainproject.eu/

の技術や、ニューロフィードバックのターゲットとすべき脳ネットワークのマッピング手法の開発に取り組んでいます。

英語のLとRを聞き分けられるようになる

臨床以外のニューロフィードバック応用に関しては、スキル獲得、つまり自分で意識的に身につけるのが難しい能力をニューロフィードバックでトレーニングするようなソリューション開発が有望だと思っています。

教育分野の事例を紹介しましょう。日本人は英語のLとRの発音が聞きとることが困難ですが、脳波を計測してみると、意識できないレベルでLとRを聴いている時の反応は異なります（MMN：ミスマッチ陰性電位と呼ばれる脳波事象関連電位）。情報通信研究機構の成瀬康先生らのグループは、このMMNの差を可視化して、ニューロフィードバックトレーニングで最大化させるとLとRを聞き分けられるようになるという研究成果[※1]を発表しました。

学習前はニューロフィードバックグループ、コントロールグループともに正答率が60％前後で、コントロールグループの正答率は向上しませんでした。それに対して、5日間の学習後には、ニューロフィードバックグループの正答率は約90％に向上し、かなり効果がありそうです。これぞ本当の「脳トレ」といえるかもしれません。私自身、成瀬先生とパートナー企業とともにこの技術にもとづく語学教育ソリューションの本格的な事業開発をすでに始めています[※2]。

※1　Chang, M. et al. Unconscious improvement in foreign language learning using mismatch negativity neurofeedback: A preliminary study. PLoS One 12, 1-13 (2017).
※2　http://news.mynavi.jp/news/2017/10/18/052

音を聞きながら脳波をコントロールするだけで英語が聞きとれるように※

実験参加者は、聞こえてくる音は単に聞いているだけで、目の前に提示された緑の円を大きくするようにイメージする

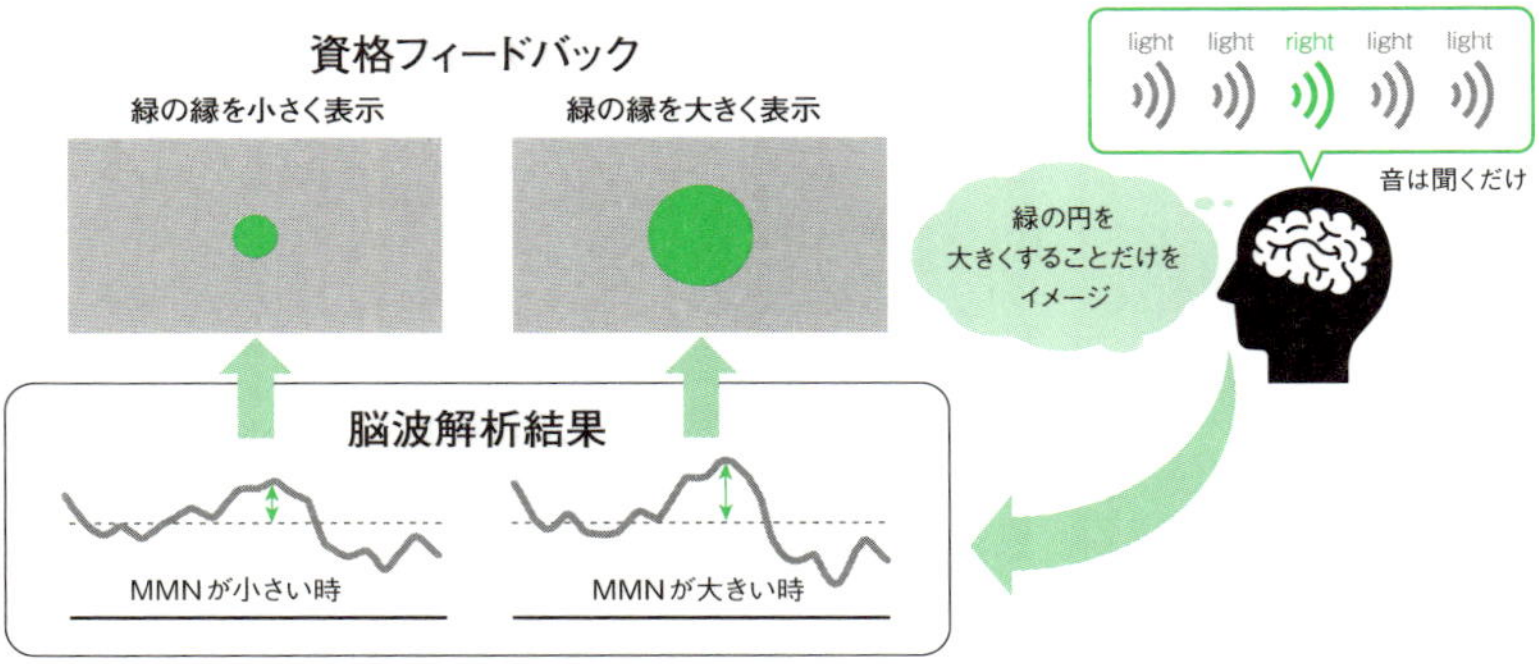

学習前はニューロフィードバックグループ、コントロールグループともに正答率が60%前後で、コントロールグループの正答率は向上しなかったのに対して、5日間の学習後には、ニューロフィードバックグループの正答率は約90%に向上した

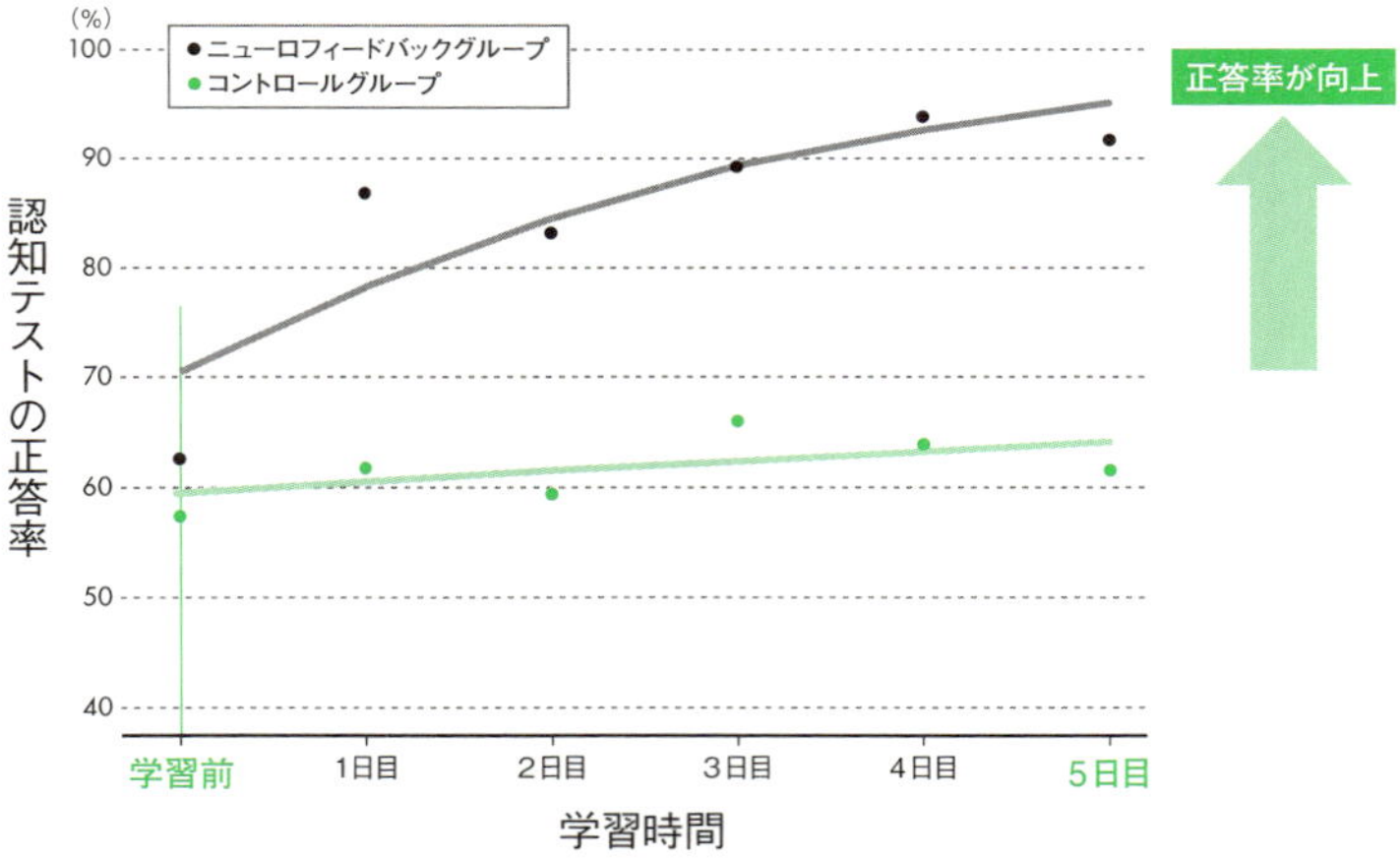

※Chang, M. et al. (2017). を基に作成

やる気を出したい時に出せるようになる?

ニューロフィードバックを使えば、モチベーションもコントロールできるようになるかもしれません。2016年、Ｎｅｕｒｏｎ誌に衝撃的な論文が掲載されました。ＶＴＡ（腹側被蓋野）とＮＡｃｃ（側坐核）という脳領域の活動を、ｆＭＲＩニューロフィードバックでコントロールできるようになるというのです※。従来、ＶＴＡやＮＡｃｃは、外的な報酬、つまり「お金をもらう」とか「お腹空いている時に食べ物を見せられる」とか、個体にとって価値があって動機づけされるものを与えないと反応しない領域だと考えられていました。

研究をしたデューク大学のグループは、73人の被験者に、ＶＴＡとＮＡｃｃの脳活動をリアルタイムでゲージの大きさとしてフィードバックし、それを高めるようトレーニングしました。コントロールとして、視覚的に同じようなゲージがランダムに動く条件を設定しています。すると、トレーニングすれば、ゲージがなくても、それらの動機づけに深く関与する領域の脳活動を自分で活動させられるようになったのです。

この実験にはミソがあって、被験者にコツ（例：マラソンのゴール直前でラストスパートをかける時を想像させる）を伝授しています。それでも、自分で、外的な報酬・動機づけに関与する領域をコントロールできるようになるのは大きいと思います。

私も多々ありますが、「やる気が出ねーなー、なんかやる気おこせないかな」という状況の時、自分でやる気を出す方法がよくわかりません。ニューロフィードバックでトレーニングを積めば、や

※Macinnes, J. J. et al. Cognitive Neurostimulation : Learning to Volitionally Sustain Ventral Tegmental Area Activation. Neuron 89, 1331-1342 (2016).

る気を出したい時に、ガッツポーズをして「ハッ」とか言ってトレーニングした方法でＶＴＡやＮＡｃｃの活動を上げられる、スーパービジネスマンになれるかもしれません。髪の色は変わらないでしょうが、さながらスーパーサイヤ人のようにまわりから崇められるでしょう。

脳波でもｆＭＲＩなみのニューロフィードバックが可能に？

こういうｆＭＲＩで測れる脳深部の活動やマルチボクセルパターンに基づくニューロフィードバックは、複雑な脳表象に介入できることが期待される一方、普及という観点では「いちいちｆＭＲＩがあるところに行くなんて面倒じゃない？」という課題も指摘されます。また、時間解像度の高い脳波と、空間解像度の高いｆＭＲＩを組みあわせ、それぞれの利点を最大限に利用できたら便利です。

最近、そうした事例が出てきています。たとえば、空間的な確度の高いｆＭＲＩで扁桃体信号と相関する脳波成分を特定し、その後持ち運びできるＥＥＧでニューロフィードバック訓練をして扁桃体の活動コントロールをできるようにすることで、ネガティブな感情のコントロールが高まったという研究がイスラエルのグループから発表されました※1。また、同じグループが２０１９年に出してきた研究※2では、イスラエル国防軍に所属し、実地赴任前の基礎訓練を受けている健康な男性兵士（18～24歳）１８０名を、無作為に次の３群に分けました。

※1 Keynan et al. (2016). Limbic activitymodulation guided by fMRI-inspired EEG improves implicit emotion regulation. Biol. Psychiatry

※2 Keynan, J. N., Cohen, A., Jackont, G., Green, N., Goldway, N., Davidov, A., … Hendler, T. (2019). Electrical fingerprint of the amygdala guides neurofeedback training for stress resilience. Nature Human Behaviour

1. 扁桃体の活動と相関する脳波成分（Amyg-Electrical Finger Print）を下方調整するＥＥＧニューロフィードバック訓練群
2. θ波（４〜７Ｈｚ）に対してα波（８〜12Ｈｚ）を下方調整するＥＥＧニューロフィードバック訓練群（ＮＦコントロール群）、
3. ニューロフィードバック訓練なし群

効果の指標は、次の３つです。

- 感情の認知的処理の困難度（失感情症）を測るＴＡＳ—20
- 状態・特性不安を測るＳＴＡＩ
- 情動ストループタスク

ニューロフィードバックのプロトコルは、４週間で６回のセッションを実施（１〜２セッション／週）します。１セッションは、１．観察（Attend）60秒、２．調整（Regulate）60秒、３．消去（Washout）30秒の３条件×５回で構成されているのですが、その中身がユニークです。被験者は「病院の待合室に落ち着いて座っているヒトとカウンターでクレームを入れているヒト（合計10人くらい)」のアニメーションを眺めさせられます。2.で扁桃体の活動を下げる兆候を脳波が示したら、クレーマーが座り始めるようになっていて、被験者はたくさん座らせるための戦略を自身で試行錯誤します。

するとニューロフィードバックをおこなった兵士たちは、扁桃体の活動を下げることを学習し、情動のコントロールおよび感情の認知処理のスコアにおいても、ほかの条件の兵士たちより大きな改善が見られました。訓練の効果は、1ヶ月後にも観察されたそうです。

「感情のコントロール」は、意識的にすることは難しいですが、ニューロフィードバックのトレーニングでそのスキルを身につけられれば、うつ病の治療や予防に役立つことが期待されます。このように、脳波のような簡易な計測器では通常観測不可能な「皮質下の活動」なども、脳波→fMRI推定アルゴリズム(Electrical Finger Print)を使えば把握できる可能性が広がっていきます。

緊張やストレスや集中を自分でコントロールできるように

あと、注目すべきは(プロ)スポーツの分野です。たとえば、EEGニューロフィードバックで次のような研究があります。

- 射撃のパフォーマンスが上がる※1
- ダンスのパフォーマンスが上がる※2

※1 Rostami, Reza, et al. "The effects of neurofeedback on the improvement of rifle shooters' performance." Journal of Neurotherapy 16.4 (2012): 264-269.
※2 Raymond, Joshua, et al. "Biofeedback and dance performance: A preliminary investigation." Applied Psychophysiology and Biofeedback 30.1 (2005): 65-73.

ゴルフのパフォーマンスが上がる（脳波ではなく、心拍の変動をフィードバックすることで）※1

アスリートが自分のメンタル面、特に緊張やストレスや集中を自分でコントロールできるようになることに、ニューロフィードバックは一定の効果がありそうです。

いかがでしょう。ニューロフィードバック、夢がありますね。

私が今やりたい事業は、「さまざまな特殊スキル（例：テニスの錦織圭選手や大坂なおみ選手の視覚─運動プロセス）」や、「やる気を出す」「ストレス対処」といったさまざまな「脳の情報処理」データを集めまくって、それをカセット化し、fMRIが何台かある「ニューロフィードバック道場」を経営し、お客さんに「マスター、今日はこのプログラムよろしく！」と言われたら30分のニューロフィードバックを提供するというものです。

ポケモンの「わざマシン」※2は、ニューロフィードバックで実現できると思っています。ただし、「茨木はあたらしく　××を　おぼえたい……！　しかしわざを4つおぼえるので　せいいっぱいだ！　1・2の……ポカン！」と、何か大事なスキルを失う可能性もあるので、慎重にやりたいと思います。

※1　Lagos, Leah, et al. "Virtual reality-assisted heart rate variability biofeedback as a strategy to improve golf performance: A case study." Biofeedback 39.1 (2011): 15-20.

※2　ふつうはがんばって敵を倒してレベルアップして覚える技を一瞬で覚えられるアイテム。

ニューロフィードバックは科学的に検証を積み重ねることで発展する

「未来っぽい！」と夢を感じられたかもしれませんが、さまざまな有効性のレポートがある一方で、プラセボを使ったランダム化比較試験（ＲＣＴ）では、ＡＤＨＤスコアを下げるためのニューロフィードバックと偽のニューロフィードバックの明らかな差異を見出すことはできなかったという報告もあります※。

さらに、「お医者さんに言われて、なんかすごそうな機械でやっている」という状況ではプラセボ効果が高く、

- 真のコントロールが難しい
- 刺激と同じく、個人差（ニューロフィードバックの学習能力）がある
- 長期的な効果が不明確

という課題は残っています。集中度、気分、コントロールできるという自信、モチベーションなど、ニューロフィードバックのトレーニング効率を上げる方法もまだわかっていない部分があります。今後、より効果な手法が提案されてくると思います。

ここで、気をつけていただきたいことがあります。ニューロフィードバック領域で事業をしているベンチャーを見ると、必ずしもきちんとしたエビデンスにもとづいていないものが散見されます。

※ van Dongen-Boomsma, M. et al. A randomized placebo-controlled trial of electroencephalographic (EEG) neurofeedback in children with attention-deficit/ hyperactivity disorder. J. Clin. Psychiatry 74, 821-827 (2013).

特に、単純に「脳血流が上げる／下げる」「脳波のα波を増やす／減らす」といったことをやったからといって、本人にいい効果があることを保証するわけではありません。脳血流が上がる＝頭を使っていて成績がいい、わけではありません。本当に頭のいい人は、少ない脳活動で課題を達成します※。

というわけで、臨床的にも一般分野でもニューロフィードバックは有効性が示され始めた開発段階の技術で、きちんとコントロールをした応用研究・臨床試験を重ねることが必要です。薬物療法や脳刺激、行動療法など従来の治療や方法との比較評価も重ねられていった先に、普及が待っているといえるでしょう。科学的に検証を積み重ね、おもしろいニューロフィードバック事業をいっしょに起こしていきませんか？

人工感覚とコグネティクス

ここまで、直接脳に関係のある話を中心にしてきましたが、より末梢の感覚器に関連する「人工感覚」の技術に注目してみます。人工感覚とは、感覚に関わる人工臓器を指します。感覚の中でも、聴覚と視覚の2つは日常生活を営むうえで重要な位置を占めており、これらの感覚に障害を抱えた人の支援は大事なテーマです。

視覚においては、網膜を電気刺激する人工網膜などの新しい研究がされていますが、普及が進んでいるのは聴覚分野の人工内耳および聴性脳幹インプラントと呼ばれるような技術で、すでに臨床

※こういったリテラシーに興味があれば、坂井克之先生の『脳科学の真実　脳研究者は何を考えているか』（河出書房新社）などを読むのがおすすめです。

で応用されています[1]。

人工内耳は、電極を外耳・中耳・内耳をバイパスして蝸牛内に挿入し、蝸牛神経を直接電気刺激する構造となっています。聴性脳幹インプラントもほぼ同じしくみですが、先端の電極の形状が異なり、蝸牛神経核の表面に置かれます。日本で認可されている人工内耳は海外3社の製品であり、年間の手術例数はおよそ600ほどです。

「感覚をとり戻す」という観点では、脳への刺激ではなく、感覚器からの機能補完技術も、同時あるいは先行して進んでいきそうです。赤外線や超音波など、人間が受容できない情報を感覚器や脳にエンコードすることも夢ではありません。

センサー情報を、デジタルデバイスを駆使してほかの感覚に変換したり伝送したりすることで、人間側の認知能力を変革させる研究も進んでいます。コグネティクス（Cognetics）と呼ばれる領域[2]は、人工的な多感覚刺激と運動を組みあわせる一種の触覚インターフェースとして注目を集めています。たとえば、センサー内蔵型の内視鏡デバイスを使って、医師に患者の患部に関する物理的、生理学的な特徴情報（細胞の感触、温度、生化学組成）を医師の手元に伝えるなど、まったく新しい触覚体験を提供できるようになり、診断・治療スキルや成績の向上が期待されています。このようなコグネティクスは今後、仮想現実・強化現実などほかのデジタル技術とも融合し、「人間の認知の拡張と進化」をさらに推進するでしょう。

実際に、この分野で関連するベンチャーも、スイスなどを中心に出てきています。たとえば、スイス連邦工科大学ローザンヌ校のスピンオフベンチャーＳｅｎｓＡｒｓ社[3]は、事故や病気で手足を切断した人が、失った部分の感覚をとり戻せる神経機能代替（Neuroprosthetic）デバイスＳＥＮ

※1　熊川．高度難聴に対する人工聴覚臓器．(2011)
※2　Rognini, G., & Blanke, O. (2016). Cognetics : Robotic Interfaces for the Conscious Mind. Trends in Cognitive Sciences
※3　http://www.sensars.com/

ＳＹを開発しています。神経刺激装置を損傷した部位に埋めこみ、義手や義足のセンサーが何かを触れたりすると、それに応じた刺激を与えることで、自然な感覚が得られるようになるとしています。複数のベンチャーキャピタルや欧州委員（ＥＣ）からも出資を受けているようで、実用化が期待されます。

ブレイン―ブレインインターフェース

人間の脳の情報表現をセンシングして解読する読みとり技術と、脳情報表現を変化させる書きこみ技術の２つがさらに進化して融合すれば、究極的にはＳＦの世界における電脳通信技術のようなものが実現するはずです。

言葉を必要としないコミュニケーションが普通になる可能性

２０１４年、「ブレイン―ブレインインターフェース（ＢＢＩ）」の成功例がワシントン大学のグループから世界ではじめて報告されました※。これは、ある人から脳波を計測し、その人が「手を動かしたい」と思ったらそれを感知して、インターネットを介して遠く離れた人の脳の運動野にＴＭＳを介して直接刺激をするというものです。刺激すると、その人の手が動いて「あぁ、あの人は今、動きたいと思ったんだ」とわかります。

これまで、人類のコミュニケーションの形態は、手紙からＥメール、メッセージアプリと進化してきましたが、脳情報通信技術、脳科学とＩＣＴの融合で、言葉を必要としないまったく新しいコミュニケーションの形が生み出され、それが「普通」となる未来をも予感させます。

※ Rao, R. P. N., Stocco, A., Bryan, M., Sarma, D., Youngquist, T. M., Wu, J., & Prat, C. S. (2014). A Direct Brain-to-Brain Interface in Humans. PloS One

ブレインネット——多人数の脳を接続して共同作業ができるように

同じワシントン大学とカーネギーメロン大学の研究チームが、２０１９年に、３人の脳をつなげてゲームをして、２択問題を正解率81・25％で成功したと報告しました※。

３人×５チームの各チームが、テトリスを模倣したゲームを16回試行します。チームは、脳情報の送信者が２人、脳情報の受信者が１人で構成されていました。送信者２人はＥＥＧを装着し、ゲームのスクリーン全体を見て、底辺の窪みを埋めるために落下ブロックを回転するか、しないかを決めます。受信者は、落下するブロックは見えているのですが、底辺がどうなっているかわからないため、落下するブロックを回転させるべきかはわかりません。

送信者２人が回転する／しないを決めたら、スクリーンの左右それぞれにとりつけられた17Ｈｚか15Ｈｚで点滅しているＬＥＤに注意を向けます。回転する（ＹＥＳ）場合は17Ｈｚ、回転しない（ＮＯ）場合は15Ｈｚです。脳波は注意を向けている対象物の周波数に同期しますが、それを定常状態視覚誘発電位（ＳＳＶＥＰ）と呼びます。そのＳＳＶＥＰにもとづいて、送信者の意図が解読され（ＹＥＳ／ＮＯ）、閾値に達したらその内容で決まりです。

その脳情報を、ＴＣＰ／ＩＰネットワークを経由して、受信者の後頭葉（視覚野）へのＴＭＳ刺激に変換します（Computer to Brain Interface）。情報がＹＥＳの場合には、事前に計測した各被験者がフォスフェン（眼内閃光）を経験する閾値よりも強い刺激強度で刺激し、ＮＯの場合にはこの閾値よりも低い刺激に設定していました。受信者は、送信者２人から別々にこの情報を受けとりま

※ Jiang, L., Stocco, A., Losey, D. M., Abernethy, J. A., Prat, C. S., & Rao, R. P. N. (2019). BrainNet: A Multi-Person Brain-to-Brain Interface for Direct Collaboration Between Brains. Scientific Reports.

す。

受信者もEEGを装着していて、フォスフェンが見えた場合には、先ほどと同様にSSVEPでYES／NOを決め、YESの場合は画面が回転します。

その画面は全員がシェアしていて、受信者の判断がまちがっているかを送信者側が確認し、同様に回転させて直すか（YES）そのままいくか（NO）を決めて、再度、受信者に脳情報を送信します。同様に、受信者は、TMSで受けとった判断をもとに、どちらにするか決めます。

じつは、この実験者は意地悪なことをしていて、2人の送信者のうちどちらかはランダムに10／16回の試行において、判断を逆転させるように仕組んであります。人間社会でも、嘘をついたり、あてにならない情報を送ってくる奴がいて、意思決定者はそれらを見極めて正しい判断をしなければならないので、とてもリアルな実験設定です。

でも、大丈夫。このブレインネットシステムを使った受信者は、どちらの人間をより信じるべきかをどんどん学習していって、最終的には高い正解率でこのゲームを成し遂げられるようになりました。

送信者も受信者（意思決定者）も、手足や言葉をいっさい使わないで、純粋な脳情報のみで協力して課題を達成できるのは、すばらしいことです。社会参加を望む麻痺患者さんにとっては、とても有望な技術だと思います。

インターネットを介して脳をつなげ、集団として素早く、正しい判断ができることがわかってくれば、一般社会にもBBIが普及する可能性もあります。というか、この研究者はたぶんそういうサイバーパンクな世界を志向していますし、私たちも遅れをとりたくはないですね。

ブレインネット※

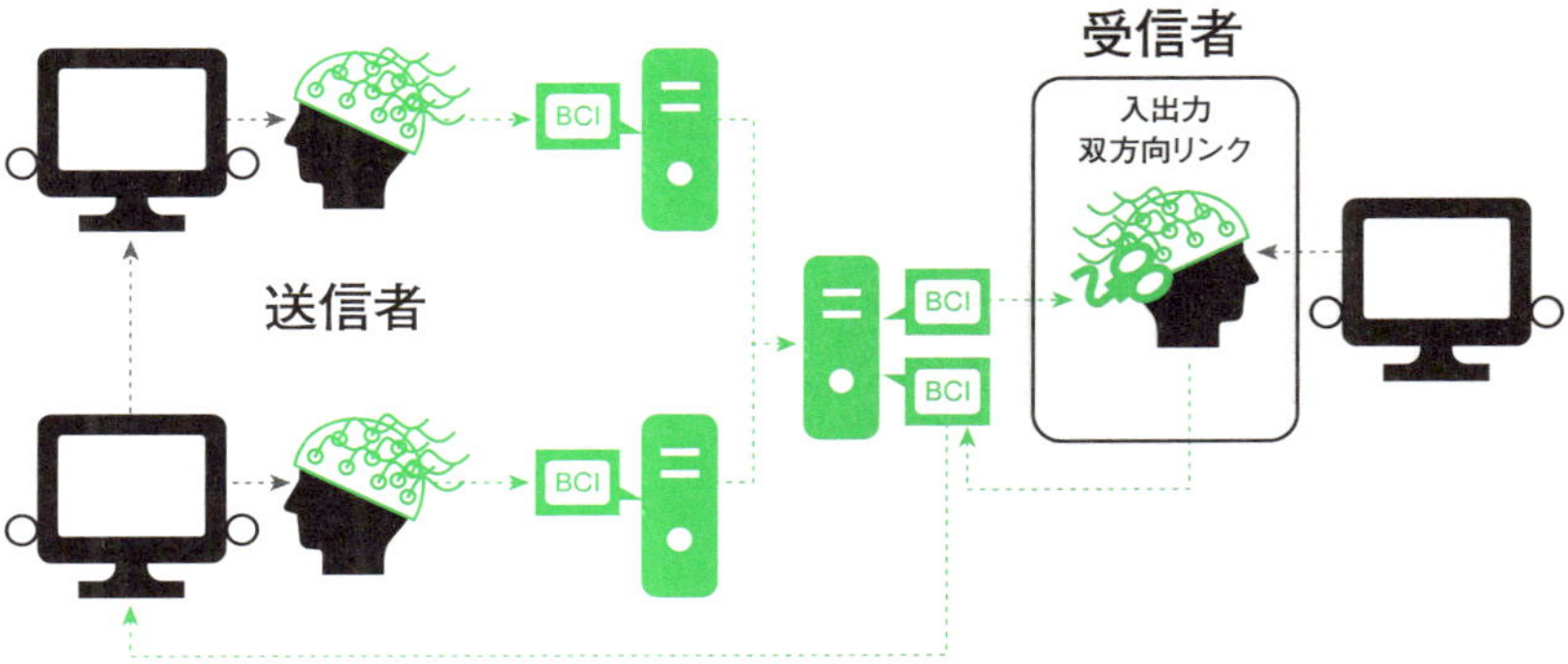

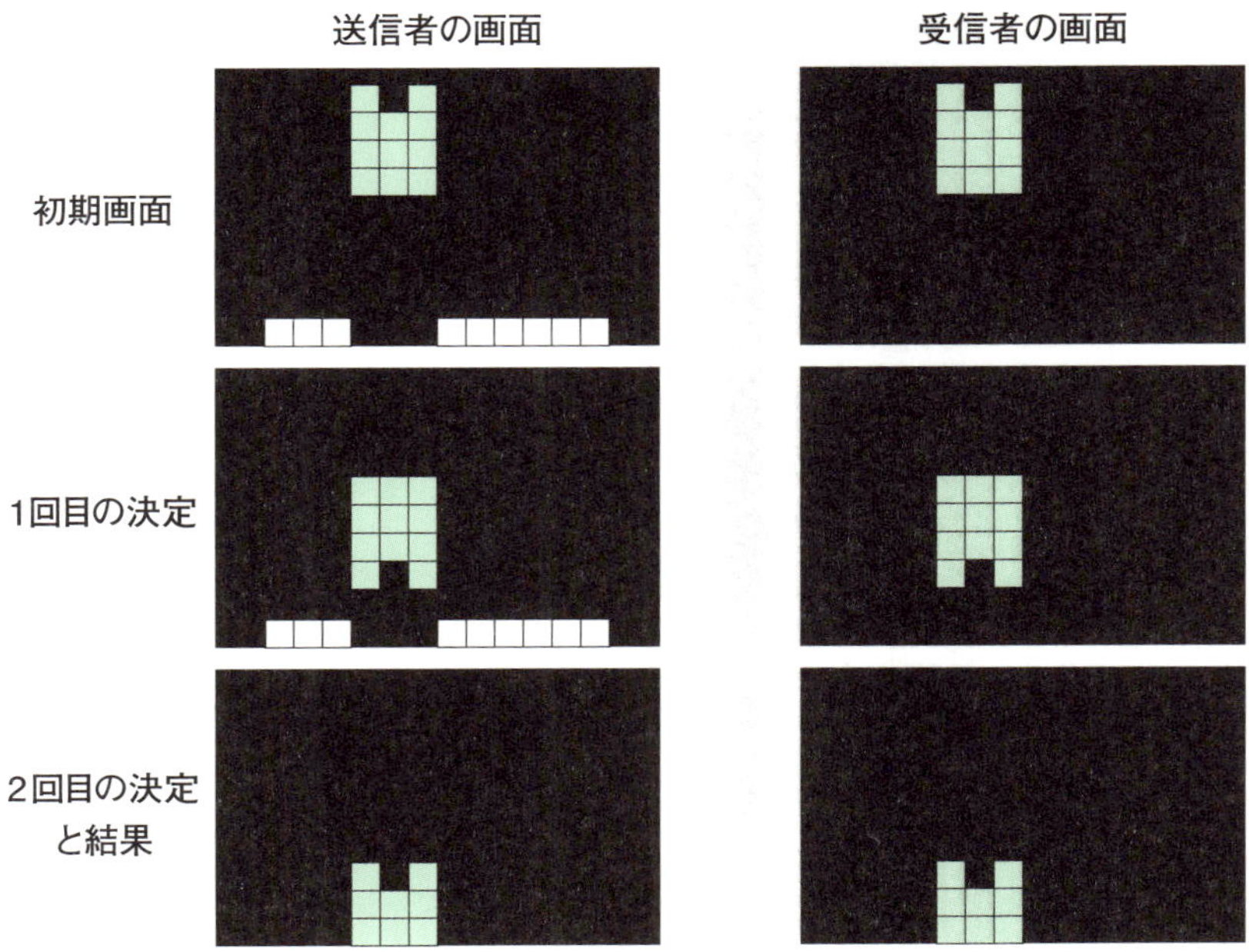

※Linxing Jiang, Andrea Stocco, Darby M. Losey, Justin A. Abernethy, Chantel S. Prat, Rajesh P. N. Rao "BrainNet: A Multi-Person Brain-to-Brain Interface for Direct Collaboration Between Brains"

ブレイン-ラットインターフェース

中二病的ファンタジーの世界だと、「魔術かなんかで動物を操って敵情を探る」なんていうのはたまに見ますが、それを現実にやってしまったのが中国の研究グループです。彼らは2019年に、微小電極を埋めこんだラット（サイボーグ・ラット）6匹の動きを人間の脳波でコントロールすることに成功したと報告しました[※1]。

まず、サイボーグ・ラットに対し、2対の双極刺激電極を両側内側前脳束（MFB）に、もう2対の電極を体性感覚皮質のウィスカーバレル野の両側に埋めこみます。そのあと、どの刺激がどの運動（直進、右左折）と関連しているのかを学習するための訓練を実施しました。

人間の脳波は、Emotiv社のEPOCという簡易のドライ型脳波計で測ります。人間が自分の左右の腕を動かそうと意図した際のEEG信号をホストコンピュータに送信し、運動意図をデコーディング。その結果を「右に曲がれ」または「左に曲がれ」という運動制御指示に、さらに前頭部チャネルで検知した瞬き信号を「前へ進め」という指示に変換し、サイボーグ・ラットの背中に装着した刺激装置に送ります。

結果、8分岐迷路を用いた実験でも、より複雑な立体的迷路においても、ラットの行動制御に成功しました（成功率90％）。Natureのサイトで動画も公開されているので、見てみてください[※2]。

もし街中で、五星紅旗が描かれた電極をつけたラットを見たら、それは人民解放軍のBBI部隊

※1 Shaomin Zhang, Sheng Yuan, Lipeng Huang, Xiaoxiang Zheng, Zhaohui Wu, Kedi Xu & Gang Pan (2019),Human Mind Control of Rat Cyborg's Continuous Locomotion with Wireless Brain-to-Brain Interface. Scientific Reports

※2 https://www.nature.com/articles/s41598-018-36885-0#Sec15

による偵察実験かもしれません。ご注意を……。

脳情報の読みとりと書きこみ技術の応用範囲のまとめ

さまざまな事例を見てきましたが、いったん脳情報通信技術の事業への応用先をまとめてみましょう。

まず脳情報を読みとる技術に関しては、運動意図を読みとることで、ユーザーの運動機能を代替したり、回復を支援する臨床応用が進みそうです。一般用途としては、人間の自然な知覚体験を脳情報から解読することで製品や広告の評価・改善技術として使えそうなほか、ブレイン－ブレインインターフェースのようなコミュニケーション用途、脳の状態推定にもとづいたＨＭＩなど各種インターフェースの基盤技術としての活用が期待されます。

脳に情報を書きこむ技術に関しては、人工内耳のような感覚の代替、各種刺激による脳機能の調整といった臨床寄りの領域の研究・応用が進んでいます。一般的な用途でも、ＤｅｃＮｅｆによる脳機能のトレーニングなど、新たな事業が出てきそうです。

脳情報通信技術とその応用先

<table>
<tr><th>分類</th><th colspan="2">役割</th><th>応用例</th></tr>
<tr><td rowspan="4">脳情報を読みとる技術</td><td rowspan="2">臨床</td><td>運動機能代替</td><td>臨床BMI
●運動装置制御　・義肢　・ロボットアーム
●移動装置制御　・車イス　・自動車　・航空機
●運動補助装置　・リハビリ用動作アシスト装置　・パワーアシストスーツ
●家電機器など　・家電操作・パソコン　ICT機器の操作
●コミュニケーション　・情動状態・意思の伝達</td></tr>
<tr><td>運動機能回復</td><td>●デコーディッドニューロスティミュレーション（DecNes）法による、運動意図などの推定に基づいた脳への刺激介入（リハビリなどの用途）
●BMI療法（麻痺患者に対して、運動意図の推定時に筋活動をアクチュエーターにより惹起させることによるリハビリテーションの効果増進）</td></tr>
<tr><td rowspan="2">一般</td><td>人間の感覚体験定量化と最適化</td><td>●視聴覚体験・味覚体験など人間の感覚体験における知覚内容や感じている価値（おもしろい・おいしい）を定量的に理解し、製品開発・広告宣伝・サービス開発に応用する</td></tr>
<tr><td>インターフェース</td><td>●脳の状態を推定し、アダプティブに情報提示するHMI
●コミュニケーション　文字入力・意図や情動状態の送受信（ブレイン-ブレインインターフェース）</td></tr>
<tr><td rowspan="3">脳情報に書きこむ技術</td><td rowspan="2">臨床</td><td>感覚代替（代償）</td><td>●人工内耳、人工視覚（網膜）、人工触圧覚、脳幹インプラント、皮質インプラントなど（人工感覚器と脳を結合する技術開発、外部感覚情報を脳へフィードバックする技術や神経細胞の活動へ変換する技術）</td></tr>
<tr><td>脳機能調整</td><td>●運動関連領野の調整→パーキンソン病患者への脳深部刺激（DBS）
●感覚関連領野への調整→慢性疼痛患者への硬膜下電極による電気刺激
●その他高次な抑制領域などへの調整→うつ病など気分障害患者への磁気刺激</td></tr>
<tr><td>一般</td><td>脳機能のトレーニング</td><td>●デコーディッドニューロフィードバック（DecNef）法による、理想的な脳活動を随意的に惹起するトレーニング
例：「第二言語を聞き取れる脳状態」・「集中力の高い脳状態」などに自らの脳活動を調整する能力を身に着けることによって目的を達成する</td></tr>
</table>

第6章
脳の仮想化がもたらす未来

NEURO
TECHNOLOGY
BUSINESS FRONTIER WHERE
MIND MEETS MACHINES

脳の情報処理をコンピュータに実装する

脳情報通信技術の「読みとり」と「書きこみ」を見てきましたが、そうした基礎的な脳の情報処理様式の理解にもとづいて、それをコンピュータに実装・シミュレーションすることも、「脳情報通信技術」の３本目の柱として重要な分野だと考えています。

「シナプスの伝達効率変化を通した学習機能の実現」「階層的・分散的な処理機構」「情報の分散表現」など、脳の情報処理様式の知識を計算機に実装するという方法論は、少なからず機械学習分野の発展に貢献してきました。機械学習はＡＩ（人工知能）の中心技術ですが、ＡＩと神経科学は親和性が高く、脳の学習システムをモデル化した「ニューラルネットワーク」とその応用の「ディープラーニング」は、まちがいなくＡＩにブレイクスルーを起こし、２０１９年現在も続いている第３次ＡＩブームをけん引しています。

現在、世界中でＡＩ研究と神経科学研究を結びつける産学官連携巨大プロジェクトが推進されています。日本でも、２０１７年には生命科学と情報科学をつなぐ新学問分野〝Ｎｅｕｒｏｉｎｔｅｌｌｉｇｅｎｃｅ〟を標榜した「ニューロインテリジェンス国際研究機構（ＩＲＣＮ）」が文部科学省の世界トップレベル研究拠点プログラムに新規採択されていたりします。

AIにおける脳の情報処理の実装例

こういった流れを後押しするように、囲碁のプロに勝って話題になったＡｌｐｈａＧｏの開発元であるＧｏｏｇｌｅ ＤｅｅｐＭｉｎｄ社のＣＥＯデミス・ハサビス（Demis Hassabis）氏は、Ｎｅｕｒｏｎ誌に「インテリジェント・マシンを構築するにあたり、脳の生物学的特徴の理解が重要である」と主張しています※。彼の指摘する、脳の情報処理をＡＩに実装した例を見てみましょう。

1. ディープラーニング

ニューラルネットワークは、１９４０年代に論理関数を計算できるアルゴリズムの構築に始まり、その後「教師あり学習」や「教師なし学習」という手法が提案されました。その後も、バックプロパゲーションアルゴリズム（誤差を逆伝播させて、誤差を最小化する神経機構）や、並列分散処理（ＰＤＰ：Parallel Distributed Processing）など、神経の情報処理に似せたアルゴリズムが誕生し、現在の深層畳み込みニューラルネットワークに至っています。

2. 強化学習（Reinforcement learning）

強化学習とは、獲得できる報酬を最大化するために、行動の選択を最適化していく学習です。その代表的手法であるＴＤ（Temporal Difference）法は、動物の条件付け学習から発想を得ています。

※Hassabis, D., Kumaran, D., Summerfield, C., & Botvinick, M. (2017). Neuroscience-Inspired Artificial Intelligence. Neuron

3．注意（Attention）

私たちの視覚システムは、特定の対象に注意を向けることで、視覚処理を対象に集中させて、いらない情報処理を節約しています。そこで、ＡＩでも生物の視覚システムにヒントを得て、各ステップで入力画像を「一瞥」し、次にサンプリングする場所を選択するような手法が採られるようになりました。これで、計算コスト（ネットワークパラメータ数など）の最適化も図れるようになり、より高いパフォーマンスを生み出すことが示されています。

4．エピソード記憶（Episodic memory）

エピソード記憶とは、個人的な体験（いつ、どこで、だれが、何をしたといった記憶）に関する記憶です。エピソード記憶は、海馬を中心とした回路にいったん保存され、その後反芻される中で、徐々に大脳新皮質へと移行し、定着すると考えられています。ＧｏｏｇｌｅＤｅｅｐＭｉｎｄが開発したＤＱＮ（Deep Q-Network）は、そこから着想を得たものです。〝ｅｘｐｅｒｉｅｎｃｅ ｒｅｐｌａｙ〟といって、エピソードと呼ばれる試行データを数多く蓄積し、学習する際はそれをランダムに読み出して実行していく中で、まちがいや成功の要因を把握し、学習します。

また、海馬では報酬が伴うことで特定の記憶ネットワークが顕著に再活性することが報告されていますが、ＡＩでも報酬の高いデータを優先することでＤＱＮの成績が上がることが示されています。

5．ワーキングメモリ（作業記憶）

暗算などをする際に、私たちは脳内で情報を一時的に保ちながら操作できます。これを「ワーキングメモリ」と呼びますが、ワーキングメモリは下位の認知・記憶システムを制御する「中央実行系（central executive）」と、言語化できない情報を一時的に保持する「視空間記銘メモ」などの記憶バッファが相互作用して成り立っていると考えられています。

ＡＩ研究では、このメカニズムをヒントに、ＬＳＴＭ（Long-Short-Term Memory）という再帰型ニューラルネットワーク（ＲＮＮ：Recurrent Neural Network）を拡張し、中間層に入力されたデータを留めておける時系列予測などに使われるアルゴリズムや、ＤＮＣ（Differential Neural Computer）という入力データを外部のメモリに留められるようにしたアルゴリズムが開発されています。

6. 継続学習（Continual learning）

二光子励起顕微などの観察技術の発展で、生きた動物のシナプスを長期間観察できるようになり、次のことがわかりました。

・あるタスクを学習したシナプスは安定化し、ほかのタスクを記憶しても安定したままである
・光遺伝学的手法（光で細胞の活動を操作する手法）で、あるタスクの記憶に使われたシナプスを消すことで、そのタスクを忘れさせることもできるようになる

これらの結果は、可塑性の高い未熟なシナプスが学習によって成熟することで安定し、記憶の干渉から保護されるという理論モデルと一致しています。これにヒントを得て、EWC（Elastic Weight Consolidation）というアルゴリズムは、あるタスクにおいて重要な記憶を非可塑的（成熟）にすることで、そのタスクを忘れないようにする＋処理容量を節約し、大規模な継続学習ができる深層強化学習ネットワークアーキテクチャとなっています。

ハサビス氏は、「AIと人間の知性にはまだ溝があり、その溝を埋めるためには今後も神経科学のアイデアが必要だ」と述べています。そして、「直感的理解」「転移学習[※1]」「想像と計画」といった人間の複雑かつ高度な知的機能の計算様式を知り、それをAIに応用することを展望してます。

人間より高いパフォーマンスを発揮する人工脳アーキテクチャ

ほかにも、2018年には前頭前野と大脳基底核のネットワークを模した人工脳アーキテクチャがメタ強化学習（＝学習の学習）を実現することがわかりました[※2]。具体的には、「山賊タスク」と呼ばれる、「右か左を選ぶと、どちらかは山賊が出てきて報酬を奪われてしまうので、プレーヤーは何回かくり返す中でどちらがより安全かを学ぶ」という強化学習のパラダイムを、人工脳アーキテクチャに解かせました。すると、高いパフォーマンスを示すだけでなく、右と左の安全確率（ボラティリティ）が変わるとそのことを検出して、瞬間的に学習率（現在の結果を次の判断にどれだけ反映させるか）を上げることがわかったのです。つまり、「いつ学ぶべきか」を学べるAIというわ

※1　柴犬とチワワを学習したら、ブルドックも犬だとわかるような転移。
※2　Wang, J. X., Kurth-Nelson, Z., Kumaran, D., Tirumala, D., Soyer, H., Leibo, J. Z., … Botvinick, M. (2018). Prefrontal cortex as a meta-reinforcement learning system. Nature Neuroscience

前頭前野ネットワークの仮想化※

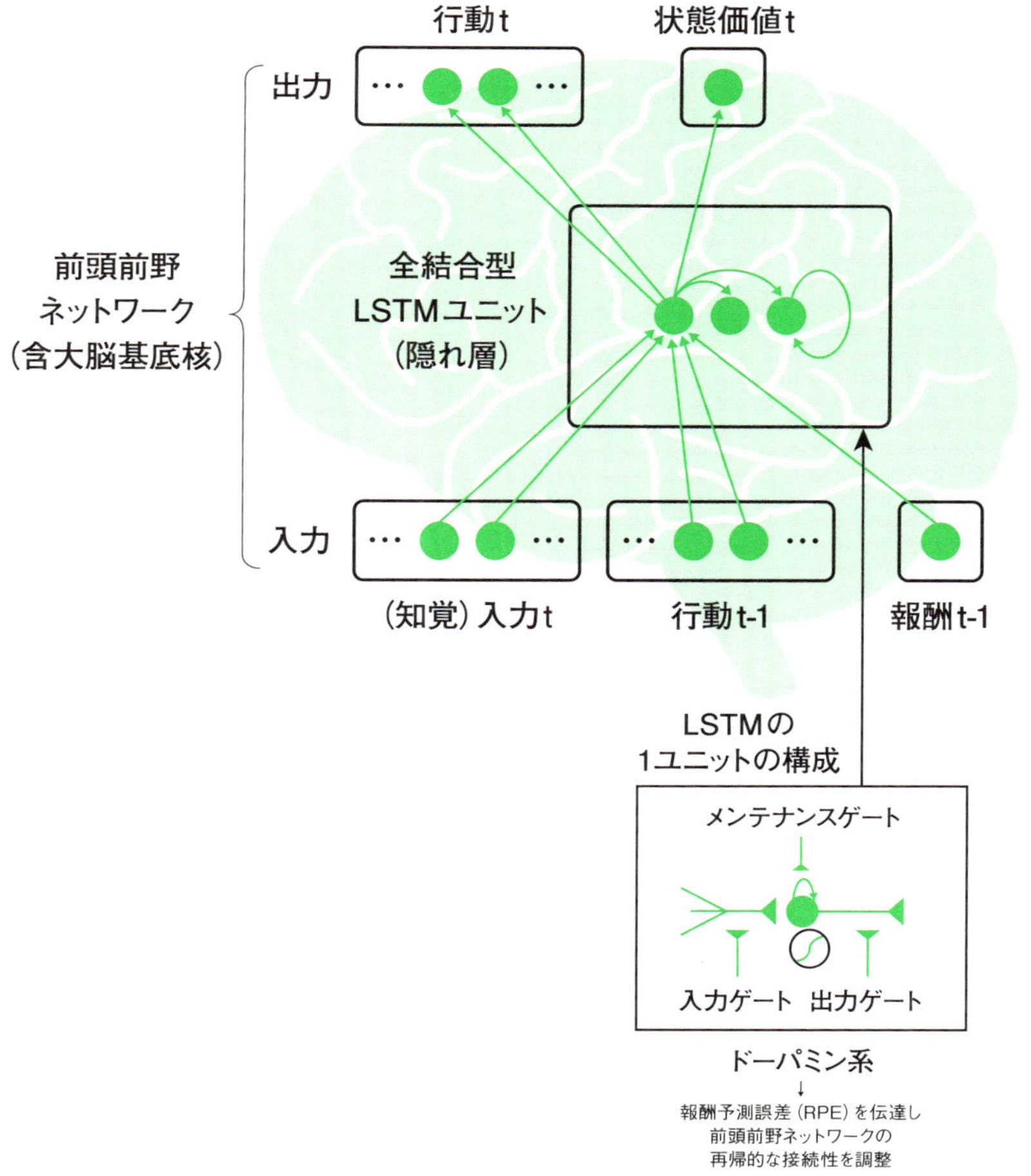

※Wang, J. X., Kurth-Nelson, Z., Kumaran, D., Tirumala, D., Soyer, H., Leibo, J. Z., … Botvinick, M. (2018). Prefrontal cortex as a meta-reinforcement learning system. Nature Neuroscience

けです。さらに、その学習率の変化は、人間のｆＭＲＩでとられたデータとぴったりと一致していました。

また、空間認識の分野においても、同様の成果が上がっています。私たちの空間認識には、次の２つの細胞がかかわっています。

- 自分がどの場所にいるかを検出する「場所細胞」（嗅内皮質に存在）
- 自分がどっちを向いているかを検出する「頭方位細胞」

これらをもとに人工知能のアーキテクチャを作ったところ、「格子状細胞」として知られる特定の空間位置をグリッド状に表現する人工のニューロンが誕生しました※。また、その人工知能に迷路課題をさせてみたら、なんと人間より高いパフォーマンスを出してしまいました。

これらの結果が示唆するのは、脳の情報処理アーキテクチャをコンピュータに再現することで、脳と同じような情報表現様式を獲得し、さらに人間や従来のアルゴリズムを上回るパフォーマンスを出せるということです。

※ Banino, A., Barry, C., Uria, B., Blundell, C., Lillicrap, T., Mirowski, P., … Kumaran, D. (2018). Vector-based navigation using grid-like representations in artificial agents. Nature

脳が感じる動物らしさ（activity weight）を算出※

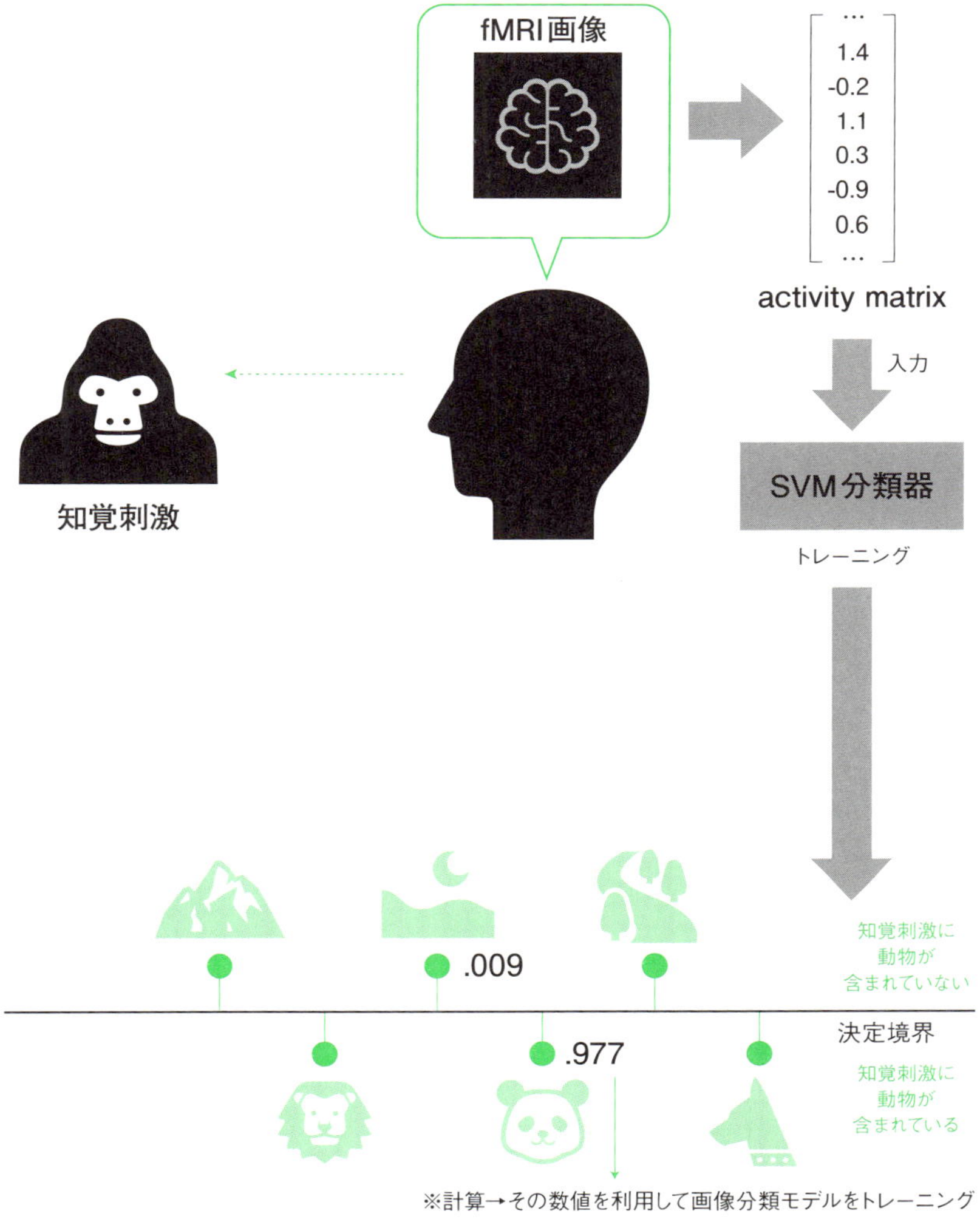

※Fong et al（2018）をもとに作成

脳情報が機械学習の精度を上げる

さらに興味深いことに、脳を参考にするだけでなく、直接的に脳情報を使うことで、機械学習のパフォーマンスが上がることもわかっています。

２０１８年にオックスフォードとハーバードのグループから発表された報告※では、画像のカテゴリ分類（人間か動物か建物かなど）において、その画像を見ている時の人間の脳活動をｆＭＲＩでとり、分類器（サポートベクターマシン）を作って、「脳が感じている動物らしさ」を反映する分類境界からの距離の指標〝ａｃｔｉｖｉｔｙ ｗｅｉｇｈｔ〟を画像分類の学習に追加しました。すると、古典的なＨＯＧと呼ばれる画像分類の精度を大きく上回る精度をたたき出し、さらに元々頭打ちかと思われるほど精度の高いディープラーニングに追加することでさらに精度が上がることがわかりました。

ちなみに人間の画像の分類には、脳のＦＦＡ（Fusiform Face Area：紡錘状顔領域）と呼ばれる、顔を処理する領域の活動が精度向上に貢献しました。建物の画像分類には、ＰＰＡ（Parahippocampal Place Area：海馬傍回場所領域）と呼ばれる、建物を処理する脳領域の情報が貢献しました。画像の物理的なピクセルには含まれていない「脳が感じる対象の特徴」が、機械学習をさらに賢くしたといえるでしょう。脳情報を集めることは、ＡＩの精度向上にひと役買いそうです。機械学習の成果に限界を感じている人は、試してみる価値がありそうです。

※ Fong, R., Scheirer, W. & Cox, D. Using Human Brain Activity to Guide Machine Learning. Scientific Reports 8, 5397 (2018)

AIと脳科学の共進化

人工知能の発展で脳の理解も進んでいく

ここまで、AI研究を加速させる神経科学の役割に焦点を当ててきましたが、逆に神経科学の発展にAIが寄与する面も多分にあります。たとえば、さんざん見てきた脳のデコーディングには機械学習の手法が威力を発揮してきましたし、動物の学習から発展した強化学習理論が中脳ドーパミンニューロンの特徴を説明するのに使われるようになっています。

ほかの例としては、深層学習が流行して比較的すぐの2014年にMITのヤミンス先生のグループから報告された研究成果があります※。この研究では、視覚処理における腹側経路（「what経路」とも呼ばれる物体認識系）の高次領域の神経情報表現について、予測モデルの構築を試みました。

結果は、畳み込みニューラルネットワーク（CNN）を腹側経路処理に似せたアーキテクチャで構成した画像認識モデルが最も分類精度が高いものになりました。それだけでなく、下側頭葉ニューロンの実際のふるまいの予測可能性も高く、さらにモデルの中間表現レイヤーの情報は同じく視覚

※D. L. K. Yamins et al., Performance-optimized hierarchical models predict neural responses in higher visual cortex. Proc. Natl. Acad. Sci. U. S. A. 111, 8619-24 (2014)

処理の中間に位置するＶ４野の活動を予測できました。つまり、ディープラーニングを使った画像認識モデルが、神経処理メカニズムの理解＝脳科学の理解と発展にも役に立つのです。

このように、脳からヒントを得て作られた人工知能が高いパフォーマンスを発揮するとともに、それらの人工知能のおかげで、我々の脳がいかに「物体認識をしているか」などの理解も進んでいる点で、〝共進化〟といえるでしょう。

日本国内でこうした脳科学と人工知能の融合に特に力を入れているのが、前述のＩＲＣＮ以外では総務省とその所管のＮＩＣＴ（情報通信研究機構）です。ＮＩＣＴの参画する「脳情報通信融合研究センター」は、脳活動計測や解析技術で世界的にも強みを持っています。これまでは基礎研究が中心でしたが、私たち民間企業と２０１７年に「脳情報通信ビジネスラボ」を始動したり[※1]、２０１９年には本田技術研究所との大規模な共同研究を開始する[※2]など、民間も交えた融合技術の社会展開に非常に前向きで、官民協働での取り組みを加速しています。

エキスパートの脳を仮想化して売る時代に？

このように、脳に着想を得た新たな人工知能の開発や、膨大で多様な脳情報の利活用を人工知能が飛躍的に進化させていく好循環が今後も続いていき、人間の脳とデジタルを結びつけるまったく新しい製品・サービスが登場していくと感じています。なぜなら、人間の高度な情報処理とそのコンピュータへの実装は、人間の脳が持つ「言語処理」「視覚認知」「意思決定」など知的労働をも再

※1 https://www.nttdata.com/jp/ja/news/release/2017/110101/
※2 https://www.nict.go.jp/info/topics/2019/05/20-1.html

現できる可能性を秘めていて、ビジネスとしての市場範囲は計り知れないからです。

最近妄想するのは、「特殊なスキルを持つ人の脳の情報処理を知ることができれば、高く売れるんじゃないか」ということです。たとえば、秋元康さんやジャニー喜多川さんの脳の情報処理様式を理解できれば、どんな特徴を持つ若者がアイドルとして大成できるか予測する仮想脳が作れるでしょう。絶対に事故を起こさず、乗り心地のいい運転ができるエキスパートドライバーの視覚―運転操作処理を仮想化できれば、半端な自動運転アルゴリズムなんかよりよっぽど売れるものができそうです。ファッションコーディネーターや音楽評論家など特殊なセンスを持つ人の脳を仮想化できれば、協調フィルタリングのような〝ザ・大衆消費〟のアルゴリズムなんかよりよっぽど価値のあるリコメンデーションを実現できるのでは、などと考えてしまいます。名経営者と呼ばれるような人たちの意思決定プロセスも仮想化できたら、経営コンサルタントはいらなくなるかもしれません。

仮想化の対象となる本人が協力してくれるかはわかりませんが、自分の仮想脳が使われたらライセンスが支払われるようなプラットフォームが作れたら……やりたい事業がいっぱいですね（だれか投資してもらえませんか。チラッ）。

第7章
ニューロテクノロジーを社会に浸透させていくには

NEURO
TECHNOLOGY
BUSINESS FRONTIER WHERE
MIND MEETS MACHINES

脳科学を応用していくうえで気をつけたい5つのこと

ここまでおつきあいくださり、ありがとうございました。

脳・神経科学は、疾患で苦しむ人に光を差し、一般の人々にも近未来社会を感じさせる、希望に満ち溢れている領域だと思います。が、そういう領域だからこそ、人々の強い願望と無知が信頼性の欠く脳科学の応用につながり、「やっぱり脳科学なんて胡散臭いじゃん」という結果になってしまうのが怖いです。領域ごとに留意すべき点を考える前に、第1章でも一部述べましたが全体的にいくつか気をつけなければならないと思っていることを挙げます。

脳科学の限界を正しく認識する

できるようになったことが増えた一方で、できないこともまだまだ多いです。最新の科学論文にも載っていないようなブレインテクノロジーに飛びつくのではなく、本当にエビデンスがあるのか、その有用性を見極めるためのリテラシーをぜひ身につけてください。

因果と相関を分離する

たとえば、「脳波のXX波を増強することで認知症の予防に効果がある脳トレ事業」を思い立ったとしましょう。もちろん、前段としてエビデンスがあるかを検討しなければなりませんが、研究開発の中で「アルツハイマー病の人は脳波のXX波が減る」ことを見つけたとしても、だから「XX波を増やすことは効果がある」ことにはつながりません。ただの相関かもしれないのです。

- XX波を増やす介入試験において、コントロールと比べて発症リスクが下がるというデータ
- 膨大な仮説の中から「XX波のみが効果がある」という特異性のある状況

こういったことを把握しないと、結果に影響を与える「因」を利用したサービスとはいえません。

再現性があるか確認する

「ある1回だけうまくいったが、それ以外はまったくうまくいかない」
「ある人には効くけど、ある人には効かない」

こんなことは、脳科学の世界ではよく起きることです。

- 多くの人で同じような効果が確認できるか？
- できないとしたら、どのような個人差が背景にあるか？

そういったことを見極めないと、「すべての人に効果がある」といったムダな期待を煽り、結果として幻滅させることになってしまうかもしれません。

抽象的な概念は、その定義と指標化プロセス、機能的意義を含めて納得してもらう

「脳波」や「表情」をとるのは一見すごそうですが、「興味に関する脳波が出ている」「笑顔になっている」では意味がありません。

- なぜ「興味」があるといえるのか？（どんな実験手続きを踏んでいるのか）
- その脳波・表情が出ていることで、事業上どんな意味があるのか？
（笑顔になることで、本人の主観的な幸福度が上がったり、特定のブランドを購買する確率が高くなるなど）

こういったことをきちんと説明し、ユーザーも見極めなければなりません。場合によっては、オッカムの剃刀で削ぎ落すべき情報になっている可能性があります。オッカムの剃刀とは、たとえば「視聴者がテレビを見ておもしろいと評価する時、視聴者は笑顔になっていて、番組の視聴率も高くなる」場合、「笑顔」をわざわざ測定しなくても、主観的なおもしろさで視聴率が高低する現象を説明できる、ということです。

「ユーザーの課題解決に至るか?」を見極める

テレビCMの「XXのシーンで脳波が興味を示している」では、従来のマーケティングリサーチに毛が生えたようなものです。「では何を作ればいいのか?」に応えられる（＝PDCAを回せるような）情報が、ビジネスでは強く求められています。

消費者向け、たとえばヘルスケアの脳関連事業を考えたって、「脳波のXX波が出ていないので睡眠が浅いです」だけだと、ただの〝モニタリングアプリ〟にすぎず、普及する可能性は低いでしょう。「睡眠を深くし、目覚めをよくします」といったユーザーの問題解決にまで至らないと、事業としての価値が少ないと考えられます。そこを目指していくべきです。

ニューロマーケティング／消費者神経科学における課題

ブームの裏には根強い批判が

続いて、マーケティングにニューロテクノロジーを使っていく注意点を考えていきたいと思います。第3章で扱ったような商品開発や広告分野への脳科学の応用は、「ニューロマーケティング」、あるいは「消費者神経科学（consumer neuroscience）」と呼ばれる領域です。

そもそも日進月歩で進む脳科学研究が、消費者の意思決定プロセスの理解に応用できるとの議論が始まったのは、2004年頃からです[※1]。例示したような広告宣伝など、具体的なマーケティング活動への応用が本格的に研究されだしたのは、2010年以降。その後、学術界では、欧米のビジネススクールを中心に、関連の専門部署を設立するなどの投資が加速度的に進みました。

ビジネスの世界では、全世界のニューロマーケティング従事者や科学者をサポートするための団体として、Neuromarketing Science & Business Association（NmsBa）が2012年に設立され、欧米・中南米など全世界で100を超えるニューロマーケティング・事業者が参加しています[※2]。

国内では、2010年にNTTデータ経営研究所、つまり私が所属する会社のボスである萩原一

※1 Smidts, A., Hsu, M., Sanfey, A. G., Boksem, M. a. S., Ebstein, R. B., Huettel, S. a., & Yoon, C. (2014). Advancing consumer neuroscience. Marketing Letters
※2 http://www.nmsba.com/

平が「応用脳科学コンソーシアム」という広範な事業活動に脳科学技術を応用する目的で、研究機関と企業が共同で研究するプラットフォームを設立しました※1。

一方で、このような世界的な「ニューロマーケティング」ブームの潮流の裏には、根強い批判があります。2015年にＭＩＴ ＴｅｃｈｎｏｌｏｇｙＲｅｖｉｅｗに投稿された「Advertisers Seek Answers from Neuroscience」という記事では、ニューロマーケティングは未だに「信頼に足る広告科学ではない」と主張されました※2。ほかにも、「ニューロマーケティング技術の純科学的妥当性の検証の不足は長年にわたり弱点である※3」といったように、科学的妥当性に関して、研究界からもユーザーであるビジネスサイドからも指摘が多いのがこの分野の特徴です。

問題の背景には、「脳を測れば消費者の広告に対する注意や記憶がわかります！」といったようなニューロマーケティングサービス提供者の主張が、科学的に不十分な分野とされていることがあると思います。結果として、純粋科学的アプローチを助言できる立場の研究者が、この分野と距離を置くようになって、サイエンスとビジネスのお互いの距離がどんどん遠くなってしまっているということが世界的に起こっていると考えられます。

米国の広告調査関連団体のＡＲＦ（Advertising Research Foundation）は、こうした問題を受けて、〝Ｎｅｕｒｏ Ｓｔａｎｄａｒｄｓ〟という、「注意」や「感情」「集中」「ストレス」といった「抽象的な概念の妥当性」や「実験実施者の専門性」など、ニューロマーケティングにおける科学的課題の解決について提言を試みています。しかし、まだその実効性には課題が残っています。

※1　https://www.keieiken.co.jp/can/
※2　A. Regalado,"Advertisers Seek Answers from Neuroscience," MIT Technology Review, http://www.technologyreview.com/news/535931/advertisers-seek-answers-from-neuroscience/, 2015.
※3　R. Dooley, "Neuromarketing Bats 1 for 6, Still Wins," neuromarketiong, http://www.neurosciencemarketing.com/blog/articles/neuromarketing-temple.htm, 2015.

マーケティングにおいて脳科学を導入するにあたり避けるべき方略

脳計測は万能ではありません。アンケートに比べると被験者数は少なくてもいいかもしれませんが、被験者1人あたりの調査コストはかなり高いです（インタビュー調査だったら1人5000円とかでいいところ、fMRIを使うと1人10万円はくだりません）。コスト以外にも、避けるべき方略があります。

●「わざわざ脳まで見なくてもいいこと」を脳で計測してしまう

たとえば、「好きか嫌いか」は、評価したい商品に対し「強制2択課題をさせる」「実際に購買課題を課す」などの心理・行動的な課題で評価することもできて、多くの場合、そのほうが簡便です。人間に主観で好きか嫌いかを答えてもらうと、実態ではないことを回答してしまうのは、これまでに紹介してきたとおりです。たとえば、男性被験者に「イケメン」「美女」と「普通の男性」「普通の女性」の4種類の顔を見せて魅力度を評価してもらうと、「イケメンと美女」には主観的な魅力度は高く評点がつきます※。ただし、男性諸君ならわかってもらえると思いますが、「あいつはイケメン」とは口では言いますが、別に彼らを積極的に好きなわけではなく、むしろ嫉妬や羨望の対象であったりもします。

実際にfMRIで側坐核＝脳の価値領域の活動を見てみると、「美女」にはものすごい活動を示していたのですが、「イケメン」にはどの条件よりも低い活動となりました。

※ Aharon, I., Etcoff, N., Ariely, D., Chabris, C. F., O' Connor, E., & Breiter, H. C. (2001). Beautiful faces have variable reward value: fMRI and behavioral evidence. Neuron.

じつはこの実験、「キープレスパラダイム」という行動実験をしています。顔写真を見せる時に、デフォルトでは（何のキーも押さなかったら）８秒間見せるのですが、被験者がもっと見たい時はがんばってキーを押すことで最大16秒見られるようになっています。さらに見たくない場合は、別のキーを押して写真の表示時間を減らせるようにしておきます。好きな場合も嫌いな場合も、その動機の強さを「見る時間のコントロール」という客観的な行動指標で見れる点が有用なところです。

結果、このキープレス行動は、側坐核の活動とぴったり一致していました。男性は、イケメンのことを口では「魅力的だ」と言っても、脳と行動では逆の反応を示すのです。こうしたパラダイムは、食品の評価でも使われています※。わざわざコストをかけてｆＭＲＩで側坐核の反応をとりにいくより、この行動実験をやれば、早く安く同等の情報を手に入れられる可能性があります。

●主観アンケート回答と脳活動データを比較し、相関を示す

「状況証拠を積みあげる」点で主観と脳データの同時計測は推奨されるものですが、両者の相関を示したところで「主観」を超えて新たな情報は何ら増えません。たとえば、「脳波のα波の強度と主観評価の好きな度合いが相関しました」となったところで、コストをかけて脳波を測ろうと思いますか？　基本的に主観評価でいいですよね。そういうことです。

後は細かいところですが、計測手法の限界を知ることです。脳波計測やＮＩＲＳでは、側坐核の反応や人間のリッチな感覚体験を解読できませんし、ｆＭＲＩはコストがかかるので大規模な実験をするのは非常に大変です。さまざまな脳計測の手法の特徴、測定限界をしっかりと認識し、「脳を見る意味と価値」を理解したうえで脳計測を活用することを強く推奨します。

※Kim, B. W., Kennedy, D. N., Lehar, J., Lee, M. J., Blood, A. J., Lee, S., … Breiter, H. C. (2010). Recurrent, robust and scalable patterns underlie human approach and avoidance. PloS One.

ニューロテクノロジー、脳情報通信技術と倫理

どんな技術にも、光があれば、闇もあります。自動車だって、なければ困る便利なものですが、交通事故がなくせない現実もあります。まず少しでも事故を減らすには、たとえば「飲酒運転は絶対にダメ」という倫理感が国民に浸透することが大事です。高齢の免許返納者へ移動手段を提供する社会制度のようなものも求められます。最終的には、飲酒運転を厳しく罰する法律を制定する必要もあります。つまり、「倫理」「社会制度の設計」「法整備」が技術の浸透には必要となります。

BMIが進化すると倫理的・社会的・法的な問題の議論が必要になる

脳情報を扱う分野は、「脳」という私たち人間を人間たらしめる臓器に関係する分、非常にセンシティブです。たとえば、ＢＭＩ型のロボットアームが普及して、あなたがそのユーザーとなったとします。そのロボットアームで人を殴ったり、電車で痴漢をした時、その行為の主体はどこにあるのでしょうか？　あなたは「意識のうえでは殴ろうとなんて思ってないのに、勝手にロボットアームが動いたんだ」と主張することもできますが、私たちの脳の情報は無意識なものも多いでしょうか

ら、じつはずっと殴りたいほど嫌いな相手に、脳情報としては殴る指令が表現されていて、BMIシステムはそれに忠実に従っただけかもしれません。これは難しい問題です。私たちの社会は、どう向きあえばいいのでしょうか。

このような課題は、真理を求める科学の範疇ではなく、正解のない倫理的・社会的・法的な問題といえます。BMIの技術進化に伴って、倫理的な問題の普及に関しての議論も起き始めています※。

論点としては、説明責任、（法的）責任の所在、プライバシーの問題、セキュリティの問題があります。

説明責任

まず求められているのが、拒否権（Veto）を必ずBMIシステムにいれる点です。仮に脳情報が読み解かれて、「ケツを触る」動作がアクチュエーターに送られる前に、その動作を本人が「GO」とするか「NO GO」とするか判断するプロセスを入れておきます。その拒否権の所在をどう扱っているのか、システムにどう組みこんでいるのかをメーカー側は説明責任を負ってきちんと開示し、ユーザー側は拒否を行使しなかったことに責任を持つべきというものです。また、責任をユーザーに押しつけるのではなく、機械が法的・倫理的に正しい動作しかしないようにすればいいという考えもありますが、「緊急避難」や「正当防衛」といった複雑な状況に機械が対応できるか、個人的には微妙な気もしています。

※ Clausen, J., Fetz, E., Donoghue, J., Ushiba, J., Sporhase, U., Chandler, J., … Soekadar, S. R. (2017). Help, hope, and hype: Ethical dimensions of neuroprosthetics. Science

責任の所在

「ユーザーに予測可能性があるものは過失を問うべき」という意見があります。たとえば「ＢＭＩシステムの限界として握力を調整できない」ことをユーザーが知っていながら花瓶をつかんでしまって割ったら、それは予見できることであるのにおこなってしまった「過失」です。この予見可能性も、メーカー側がきちんと情報開示することが求められます。基本的には、ＢＭＩを提供する企業がきちんと倫理的・法的責任を持ち、それにもとづいて製品の設計から販売時のリスクの公表まですべきでしょう。

プライバシーの問題

もし何かアクシンデントが起きてしまった時に、それがメーカーに責任がある「誤動作」なのか、ユーザーに責任がある「誤使用」なのかを明らかにするためにも、システムログを継続的にとっておくのがいいかもしれません。ただ、ＢＭＩで１日中自分の脳情報が伝送されて、どこかに蓄積されるのは、プライバシー的にどうなのかという話もあります。たしかに、自分の脳情報が垂れ流しになっていたら、あんまり気持ちのいいものではありません。

脳情報は、普通にＷｉ‐ＦｉやＢｌｕｅｔｏｏｔｈを通して伝送されるため、通信の暗号化やストレージの際の暗号化など、ＩＣＴにおけるプライバシー保護と同じ対策が求められます。ユーザー側は、どんな情報をとられていて、どんなことまで推測されるのかをきちんと知ったうえで使用すべきですし、メーカー側はセキュリティ向上に努めるべきでしょう。

現状、生の脳情報があったからといって、その人の思考内容や犯罪係数や性的嗜好などがすぐにわかるようなところまではいっていません。しかし、その限界も含めて、社会的に技術の状況を理解し、対策を練るべきでしょう。

セキュリティの問題

セキュリティに関しては、読みとり技術と書きこみ技術がもっと進化していったら〝ブレインジャック〟のリスクがないともいえません※1。今はハッカーたちにとって特段お金になる情報はないでしょう※2。しかし、BMIが普及して一国の首相などがBMIを使うとしたら、悪意のあるハッカーたちは興味を持つかもしれません。特に日本は、ALS患者さんが国会議員になるなど、その可能性が差し迫っています。そんなことがなくたって、とにかく新しい技術が出てくるとそれを否定して攻撃する「テクノフォビア」と呼ばれる人たちにとって、BMIのハックは有効な示威的行為となるでしょう。攻殻機動隊に出てくる電脳への不正アクセスにファイヤーウォールとして機能する「攻性防壁」のような脳情報セキュリティシステムが強く求められるでしょうし、そういう「脳情報セキュリティ」という新しいビジネス分野も誕生していくでしょう（まさにサイバーパンクの世界ですね）。

ブレインテックの科学的妥当性

もう1つの倫理問題が、脳計測や刺激装置を使った認知的な効用を謳う製品、いわゆる「ブレイ

※1　攻殻機動隊の中で「ゴーストハック」と呼ばれるような、脳への不正アクセス。
※2　「患者さんが水を飲むためにボトルをとりたいと思っている」とかそのレベルです。

ンテクノロジー（ブレインテック）」の科学的妥当性や安全性です。

2019年の5月にNeuron誌に発表された「消費者向けウェアラブルブレインテクノロジー」に関する現状分析[※1]において、研究者らは41個の購入できる消費者向けニューロデバイスを見つけ、そのうち22個がEEGなどの計測装置、19個がtDCSなどの刺激装置でした。その中で、効用は20種類、クレーム（効果を謳う文句）は全部で171回登場していました（表を参照）。

多いのは、「ストレス」や「睡眠」に関連した効用を謳う、ウェルネス系のカテゴリーの製品でした。33個の製品には、一応「研究へのリンク」的なものはあるのですが、クレームに査読つき論文が引用されているのは、171個のうちたった8個だけでした[※2]。また、リスクや危険性について、半分の製品（21／41）には何の言及もありませんでした。

昨今の先進的な国際見本市などで、認知的あるいは健康面での効果を謳うブレインテックが流行していますが、科学的なエビデンス、有効性・安全性に関してきちんと情報開示をし、消費者がその情報にもとづいて選択できるようにすることが事業者サイドに求められます。一般社会の信用を得る企業努力と、「なんか脳が測れるのすごい！」ではなくその妥当性と効果を見極めるユーザー側のリテラシーが、脳科学技術の社会普及には必要だと強く思います（そのために、がんばってこの本を書きました）。事業を起こす人も、ユーザーになる人も、こうした問題にはきちんと目を向けるべきです。

※1　McCall, I. C., Lau, C., Minielly, N., & Illes, J. (2019). Owning Ethical Innovation: Claims about Commercial Wearable Brain Technologies. Neuron

※2　ちなみに製品を使ったエビデンスではなく、一般的な科学研究や概念の論文を引用するというちょっとズルいものも29個あったそうです。

消費者向けに販売されているウェアラブル・ブレインデバイスが謳っている効用とその例※

カテゴリー	効用	言及回数	全体に占める割合(%)とクレームの例文(筆者による仮訳)
ウェルネス	ストレス・不安の緩和	17	10% 「myBrain Technologiesは服薬不要でかんたんかつ100%安全な新しいストレス解消法を開発しました」(MyBrain Technologies MeloMind)
	睡眠の質の改善	17	10% 「Sleep Shepherdを使って、自分の脳の速度をコントロールすると、自然に睡眠サイクルが改善され、寝つきがよくなり、長時間眠れるようになります。日中もよりエネルギッシュに活動できるようになります」(Sleep Shepherd Blue)
	全般的なウェルネスの改善	16	9% 「Versusの脳トレでウェルネスな状態に近づくことができます」(Versus)
	瞑想・リラクゼーション	11	6% 「Muse：脳センシングヘッドバンドであなたの瞑想体験をさらなる高みに。脳の状態に応じてリアルタイムに変化するウェザーサウンドがあなたの瞑想をやさしく導きます」(InteraXon Muse)
	自己認識の改善	9	5% 「Lowdown Focus Brain Sensing Eyewear™とSmith Focusアプリは、あなたの自己認識を高めるお手伝いをします」(Smith LowDown Focus)
	気分の改善	4	2% 「気分をよくしたいなら、Omniがあります」(Omni)
	ダイエット	1	0.6% 「あなたの食欲と渇望を抑えるModiusのニューロテクノジーで減らない体重を減らします」(Modius)
能力向上	自己統制補助・ニューロフィードバック	19	11% 「FocusBandヘッドセットとアプリで脳トレの方法として実証されているニューロフィードバックを」(FocusBand)
	集中力向上・集中	15	9% 「薬を使わず集中を学ぶ手段」(Narbis)
	認知全般の向上	13	8% 「スマートヘッドセットで、最高のメンタル・フィットネスを実現」(Brainlink)
	効率性・生産性の向上	9	5% 「Mindsetはあなたの生産性を高める方法を提案します。手が空いた時にEメールを返信し、最善のタイミングで重要な仕事をこなしましょう」(Mindset)
	学習・トレーニングの支援	7	4% 「Halo Sportは、ゴルフやピアノ、トライアスロン、クラリネット、クロスフィットなどのスキル獲得にかかる時間を短縮します」(Halo Sport)
	身体的パフォーマンスの向上	5	3% 「光生体変調技術でメンタル、フィジカル双方のパフォーマンスを向上します」(Vielight)
	記憶力向上	5	3% 「記憶やロジック、そのほか認知スキルを高めます」(Neeuro Senzeband)
実用向け	研究	7	4% 「NeuroDEVは病院や研究施設以外で活用できるニューロテクノロジーで、手頃な価格で脳波技術を利用し、研究や脳波モニタリング、脳の健康向上に活用する機会を開発者や専門家に提供します」(Vielight Neuro Alpha)
	制御技術	4	2% 「マインドパワーで機械を操作し、今すぐSFを現実にしてください」(Emotive)
	芸術	2	1% 「ドローンや車椅子の操作、音楽や絵画の創作、リアルタイムな感情に応じたデジタルコンテンツ操作、こうした脳とコンピュータのインターフェースを容易にしました」(Emotive Insight)
	安全向上	1	0.6% 「当社のウェアラブル技術で、リアルタイムで覚醒度を正確に測定し、オペレータと運転手に通知することで居眠りを防ぎ、安全を確保します」(SmartCap Technologies)
健康	疾病症状の改善	5	3% 「Bellabeeが利用されている症状：不安、睡眠障害、ストレス関連症状、集中困難、注意欠陥障害、PTSD」(Bellabee)
	障害後の自律支援	4	2% 「概念実証段階のソフトウェアは、ウェアラブルディスプレイとEMOTIVE Insight Brainwareヘッドセットを連携し、筋萎縮性側索硬化症などで体の動きが重度に制限される方がどのように自律を回復できるのかをお見せします」(Emotive Insight)
合計		171 (100%)	

※McCall, I. C., Lau, C., Minielly, N., & Illes, J. (2019). Neuron

脳への介入と倫理をどう考えるか

刺激やニューロフィードバックは、「脳の情報表現を変える」点でとても可能性がある分野でありながら、「人間は人間の脳にどこまで介入してもいいのか？」という問いを強く投げかけてきます。「遺伝子改変がどこまで許されるか？」と同じレベルかもしれません。

最新の話題かと思われるかもしれませんが、じつは脳への介入の倫理は、半世紀ほど前、1970年頃にすでに大論争となっていました。1975年※に掲載された手塚治虫の『ブラック・ジャック』第58話、その名も「快楽の座」。マニアには有名な単行本未収録の話らしく、私もネットでちらほらとしか情報を得られないのですが、あらすじとしては次のようなおなじみのもののようです。

「ここ数年間笑顔を見せない三郎君という子どもをつれて母親が病院に行くと、そこの医師に『スチモシーバー』という機械の脳への埋めこみを勧められる。埋めこみで三郎君は笑うようになったが、暴走してしまって、ブラック・ジャックが助ける」

その中で、スチモシーバーは「アメリカのエルガド博士が考えだした、超小型の電子装置を動物の脳につないで人間からいろんな命令を出す、気味の悪い装置」と説明されているようなのですが、実際に「ホセ・デルガード」というスペイン生まれの研究者が1960年代に牛の脳の尾状核に電極を埋めこみ、無線で刺激することで、闘牛のように自らの手前で牛を止めるパフォーマンスをし

※ちなみに、日本精神神経学会が精神外科つまりロボトミーの廃止を宣言したのも、同じ1975年でした。

ていたのです※。

デルガード自身はいたって大真面目に、「神経を操作する技術で精神を整復し、残酷さの薄れた、より幸せでよりよい人間を作り出す一歩手前まできている」と自著で述べていたそうです。ちょっと怖いですよね。その後、共同研究者らが「刺激を使えば、スラム街で暴動を起こす黒人の暴力的な傾向を抑えられる」とか「同性愛者の性的嗜好を変えよう」などと発信してしまって、アメリカの連邦議会で「基準から外れた人を外科的に切り刻む社会」をつくろうとしているとして大非難を浴びました。さらに、一部の精神疾患の「思考吸入」や「思考盗聴」といった症状に苦しむ患者さんたちにとって、彼の研究はその元凶とされ、「脳にスチモシーバーを密かに埋めこまれた」と、会ったこともないデルガードに100万ドルの訴訟を起こした人もいたようです。

このような状況で、脳刺激研究は倫理的論争の中で生き残れず、ブラック・ジャックの例のように1970年代中盤にはすたれて、より倫理的と考えられた薬物療法などの研究に予算が割かれるようになりました。しかし、21世紀に入って、薬による治療の限界や、これまで見たようなニューロテクノロジーの進化で、再び介入技術が脚光を浴びるようになったのです。

ということは、また倫理の問題からは逃れられません。人工神経介入・接続装置がすべてダメなら、人工内耳を入れている何万人もの子どもたちは違法でしょうか？　パーキンソン病の治療用の脳深部刺激電極を留置している患者さんたちはどうすればいいでしょうか？

一方、BMIと同様、介入テクノロジーが、権力を得ようとする独裁者やテロリストによって使われるリスクはないのでしょうか？　自分の国では規制しても、他国が進めたら？　人類は、できる限り、科学技術の負の側面を抑えこむ努力をすべきでしょう。技術の悪用がなされないような国

※John Horgan「脳にチップをはじめて埋めた男　ホセ・デルガードの早すぎた挑戦」日経サイエンス2006年02月号。写真が残っています（https://www.wireheading.com/jose-delgado.jpg）。

際的な取り組みが必要となってきます。そのためにも、介入技術の現状と可能性、限界と論点を多くの市民が知ることも重要だと思います。

研究者や参入企業が先手を打って、脳情報通信技術の社会実装について社会的責任を果たす。同時に、ユーザー側のリテラシーの啓発にも努める。

まとめると、こうするのがすべての人のためになりそうです。

ニューロテクノロジー、脳情報通信技術は発展が著しいので、私自身「あんなこともできそう、こんなこともできそう」と妄想が膨らんでいくのですが、やたらに可能性のみを謳うと不安に思う人も出てきます。どこまでができることで、どこまでがわからないことなのか。ユーザーの権利や責任はどうなっているのか。提供する側と使う側、双方の理解の促進を願ってやみません。

この分野は、技術的に日本がやや進んでいる分野もあります（創作の世界ではサイバーパンク先進国ですし）。倫理・社会的な問題も、国際的な議論を主導していくべきではないでしょうか。

脳科学の社会応用にはビジネスサイドとアカデミックサイドの交流が不可欠

どんなところで、どんな人が脳を研究をしているか

科学的に信頼性の高い事業を開発するならば、アカデミア、つまり大学や研究機関との協調が不可欠です。では、どこでどんな人が研究しているのでしょうか。論文数などをもとにした神経科学・行動分野の大学ランキングを見ると、2019年現在、1位はハーバード大学、2位はスタンフォード大学、3位はロンドン大学（UCL）となっています。日本のトップは東大で、103位でした。もちろん、大学以外の公的・私的研究機関でも研究はなされています[※1]。

次に、どんな人が研究しているかというと、神経科学者、神経生物学者、神経解剖学者、神経化学者、神経工学者などの基礎研究者[※2]、臨床系だと脳外科医、神経内科医、リハビリテーション科医、精神科医なんかが、「疾患の治療」という文脈で脳を研究しています。あとは、まだ数は少ないですが、大学院を出たあと、企業の研究部門に所属したり、ベンチャーを立ちあげて応用研究をする神経科学者も増えているように感じます[※3]。

※1　http://www.usnews.com/education/best-global-universities/neuroscience-behavior
※2　日本の大学でいうと、医学部の基礎研究部門や理学部、情報科学部・理工学部の大学院に所属している研究者たちです。
※3　日本だと、少なくともここ数年は、資生堂や花王などのメーカーやNTTの研究所は民間企業ながら神経科学者を採用しています。

サイエンスとしてしっかりしているものが、最終的には社会に根づき、人々の生活を豊かにする

「科学研究機関に所属する研究者を見つけてくれれば、共同研究や事業開発がうまくいく」かというと、そう単純な話でもありません。基礎の神経科学者たちは、一般性の高い、人間の原理・原則を探求しています。一方で、ビジネスサイドは、個別具体的な事業上の課題解決を志向しています。両者のベースにある価値観はだいぶ違うと言わざるをえません。

ビジネスサイドからすると「なんで研究者は何の役に立つかもわからない基礎的なことばっかりやってるんだ」という思いが強いでしょうし、基礎研究者からすると「ビジネスなんて、適当なことをやってお金を儲けているだけやないかい」という反発心が強いと思います。もちろん、そうでない人もいっぱいいますが、両方の世界に身を置いてきた私の観点から見ると、そういう価値観はめずらしいものではありません。

そんな背景もあって、この本では具体的なビジネスというより、基礎研究で応用できそうな事例を中心に紹介してきました。それは、「サイエンスとしてしっかりしているものが、最終的には社会に根づき、人々の生活を豊かにする」と信じているからです。

さらにもう1つ、お伝えしたいことがあります。基礎研究は、基本的にどの国でも税金で国家政策として投資されていますが、それは「最終的には社会の役に立つ」という目的だから受け入れられています。そういう意味で、基礎研究者とその成果は〝国の資産〟です。その資産を社会に実装

してスケールさせていくのは、多額な税負担をしている企業の権利であり、義務とも考えています。

企業の皆様はぜひ、目先のキャッチーなブレインテックに浮かれることなく、基礎研究とその応用に投資してみてください、遠回りに見えるかもしれませんが、産学の協調が、最終的には一番の成果を生むと信じています。

基礎研究をされている方も、ぜひ自分の研究をビジネスとして社会に還元する方策を一度考えてみてください。両者の出会いと協調で、先進的かつ有益な事業が増えると思います。そのために、私も持ちうる限りの力と時間を捧げていきたいと思っています。

おわりに

脳情報通信社会は黙っていても来ない──ニューロテクノロジー事業への誘い

本書では、さまざまな脳科学研究の知識を紹介してきました。もし、おもしろがっていただけたならばとてもうれしいのですが、できれば実践、つまり何かしら脳科学を事業に使ってみたり、ニューロテクノロジー関連の事業を企画するなどしていただけると最高です。

「学問なり技術があるということは立派なことにはちがいないが、それを人間のために有効に使ってはじめて、すぐれた人間だということができるのだと思う」

こんな言葉を本田宗一郎は遺していますが、神経科学にも同じことが言えると思います。「知っていること」と「行動に使えること」はまったく別物です。1つ事例を紹介させてください。

行動経済学では、人は選択を迫られた際に「現状を維持する方向（＝わざわざ変更をしない）」の意思決定をする確率が高いという現象が知られています。これは「現状維持バイアス」と呼ばれますが、スタンフォード大学のグループは、この効果を被験者（スタンフォードのビジネススクールの学生）に知らせたうえで、それを利用できるかという実験をしました※。

被験者は、〝現状維持効果〟の説明を受けたうえで、他人の意思決定を誘導するよう要求されます。他人が仕事の選択を迷っている場面で次のどちらかの職を選択するよう誘導し、うまくいけば報酬がもらえるというものです。

1．高給ｂｕｔ有給少
2．有給充実ｂｕｔ給料少

被験者は、あらかじめ次のどちらかの台本を与えられ、このどちらのシナリオを他人に提示するか、判断を求められます。

A：現状は2．で、1．への変化を説得する
B：現状は1．で、2．への変化を説得する

仮に、その時の指示が「高給の仕事を選ばせろ」だったら、シナリオBで説得するのが、現状維持をしがちな人間を説得する方法としては正しいはずです。……が、なんと被験者のうち50％しか「現状維持効果」を使わなかったのです。20回同じ試験をくり返し、相手の意思決定は「現状維持効果」に従いやすいことを経験的に認識させた後であっても、被験者らは「現状維持」を選択できなかったという結果になりました。人は、知識で知っている客観的事実でも、それを信じて行動に変

※Zlatev, J. J., Daniels, D. P., Kim, H., & Neale, M. A. (2017). Default neglect in attempts at social influence. Proceedings of the National Academy of Sciences.

えられないのかもしれません。実際、無料の脳科学セミナーに出たり、「ニューロテクノロジーの話を聞かせてくれ」といろいろな研究室に訪問するも、具体的な研究や事業のアクションを起こさない〝情報収集ゾンビ〟型のビジネスパーソンの存在を研究者から聞いたり、私自身もよく目にします。

ただ、すべての人がそうではありません。本書を読んでくださったあなたには、現状維持を打破して、得た知識を自らの行動として起こせるチャンスがあります。いっしょに、ニューロテクノロジーを使って、ワクワクするような未来の社会を築いていきませんか？

謝辞

本書の上梓に関してご支援いただいたみなさまに心より感謝申し上げます。

まず、脳科学の分野で大した実績もない自分に出版を提案してくれた、技術評論社の傅さん。私がこのテーマで本を書くなんて、おこがましくありえないことだと思うのですが、こんなチャンスをくれて本当にありがとうございます。

今回テーマにしたニューロテクノロジーの分野は、これまで私が「ＮＴＴデータ経営研究所 ニューロイノベーションユニット」の一員として書いたリサーチレポートや、チームメンバーによる日々の情報収集に基づいているところが大です。特に、調査や論文のまとめでいつも多大な貢献をしてくれる山崎厚子。レポートの作成時に専門分野の論文をわかりやすく要約して伝えてくれた長岡陽、沖野将人。そして、学業の合間にアルバイトとして膨大な論文を調査したりまとめる作業をしてくれた大学生・大学院生のスタッフのみんな。彼らの日々の支援のおかげで膨大な研究の集積から、ビジネスにつながるような興味深い知見を取り出し、こうしてお伝えできるようになりました。心より感謝申し上げます。

また、今回私が日々の事業開発や共同研究のプロジェクトで携わっている成果に関しても紹介させていただいています。特に、第3章で扱った脳情報デコーディングのマーケティング応用は、CiNetの西本先生、西田先生、そして未知の技術に事業開発投資を決断して、事業を引っ張ってくれたNTTデータの矢野亮さんをはじめチームメンバーの皆様がいたからこそ、ここまでこれました。また、第5章のニューロフィードバックによる英語リスニングのプロジェクトは、同じくCiNetの成瀬先生とJSOL社の中村さんおよび彼らのグループメンバーが主導してきたものです。この場を借りて感謝申し上げます。

ほかにも、日々たくさんの研究者に、忙しい中時間をとっていただいて、私と私のクライアントの悩みを聞いてもらい、専門的見地から助言をいただいています。特に、早稲田大の渡邊克巳先生、CiNetの天野薫先生、九州大学の妹尾武治先生……挙げたらきりがないですが、多くの研究者からいただいた助言が本書にも反映されています。ありがとうございます。

同僚・友人たち、特に同僚の山崎和行と小池晨には、辛い時よく飲みに付き合ってもらい、けっこうな業務量の中で本書を執筆する動機を得ました。ほかにも、毎週末飲んでくれた中高の同期たち、これまたアルコールと励ましの源である、医科学修士の同期（あ行）たち、学部時代の研究室の後輩たち。みなさんは私の心の支えです、ありがとうございます。

そして何より、こんな私といっしょに仕事をして（飲みにも行って）くれるクライアントの皆様。アサヒビールの加藤様、ゼブラの岩間様、本田技術研究所の小澤様、袴田様、星野様、せっしー、あだじー、キューサイの稲永さん、アウディジャパンの後藤さん、デンソー澤田さん、富士ゼロックスの花子、オーラルケア大竹社長、リクルート高森さん、ＤｅＮＡ平井さん……と、こちらも挙げていくときりがないので、すべての皆様のお名前を入れられず申し訳ないのですが、本当に皆様のおかげで、このちょっと変わっているけどとてもやりがいのある仕事を続けることができていいます。ありがとうございます。

最後に、私の人生でアカデミアとビジネス界双方で2人ずつ、偉大な恩人に出会えたことが何よりの幸運でした。

学部時代、竹村和久先生のもとでは、意思決定のモデルに関わる基礎的な興味と知識、並びに高橋英彦先生との共同研究に関わらせてもらったことで、神経科学者になりたいという強い動機が得られました。そして大学院、Katz の研究室では、「おもしろいことを真面目にやる」ヒトに関わる認知神経科学の難しさと醍醐味を学ばせていただきました。Keith、森田さん、れいさん、分部さん、Anotoine、Jerome……今でも仕事で付き合いを持てる、かけがえのない出会いも、Katz のラボにいれたからこそ生まれたものです。本当に、心から感謝し、尊敬しています。

また、ビジネスの世界では、学部生の私をアルバイトとして雇って、実際の広告・マーケティングに関わる実務に関してありえないほどのチャンス・経験をくれた株式会社テムズの鷹野義昭氏。そして、私を今の会社に引っ張ってくれたＮＴＴデータ経営研究所・現エグゼクティブオフィサーの萩原一平氏。二人は、何の実績もない若者であった私に多くのチャンスを授け、ビジネスの何たるかを教えてくれました。語りつくせぬ恩があります。

本書でいろいろ紹介したユニークでおもしろい基礎研究を日々おこなっている国内外の研究者のおかげで、私たちは科学技術の恩恵を享受しています。

じつは２０１９年の９月末に、そうした基礎神経科学研究の応用を議論するApplying Neuroscience to Businessという世界ではじめての国際会議を、ＵＣＬのJoseph Devlin教授と資生堂のKeith Duncanとともに日本で開催しました。本書の校正とも重なり多方面に迷惑をかけましたが、何とか無事かつ盛況のうちにイベントを終了することができました。この場を借りて、彼らと会議の運営メンバーに感謝したいと思います。この本も、神経科学の基礎研究の道や事業応用の道に進む人たちが増える１つのきっかけになればいいと思っています。

基礎研究も応用も充実する社会を夢見て、謝辞を終わりたいと思います。ありがとうございました。

２０１９年10月

茨木拓也

索引

数字

A

B

C

D

E

F

H

I

L

M

茨木拓也（いばらき・たくや）

株式会社NTTデータ経営研究所 ニューロイノベーションユニット アソシエイトパートナー。

1988年東京都に生まれる。早稲田大学文学部心理学科卒。東京大学大学院 医学系研究科 医科学修士課程（脳神経医学専攻）修了（MMedSc）。同・医学博士課程を中退後、2014年4月にNTTデータ経営研究所に入社。

総務省「次世代人工知能社会実装WG」構成員（2017年、第六回）。早稲田大学商学部招聘講師（2018年）。国際会議「脳科学の事業応用」第一回実行委員長（2019年9月）。

神経科学を基軸とした新規事業の創生や研究開発の支援に多数従事。分野は製造業を中心に、医療、ヘルスケア、広告、Web、人事、金融と多岐に渡る。趣味は仕事と日本酒。

著書に『製品開発のための生体情報の計測手法と活用ノウハウ』（情報機構社、2017年）がある（第一章を担当）。

装丁・本文デザイン
秦 浩司（hatagram）

図版作成
室井浩明（スタジオアイズ）

編集
傳 智之

お問い合わせについて

本書に関するご質問は、FAX、書面、下記のWebサイトの質問用フォームでお願いいたします。電話での直接のお問い合わせにはお答えできません。あらかじめご了承ください。
ご質問の際には以下を明記してください。

●書籍名　●該当ページ　●返信先（メールアドレス）

ご質問の際に記載いただいた個人情報は質問の返答以外の目的には使用いたしません。お送りいただいたご質問には、できる限り迅速にお答えするよう努力しておりますが、お時間をいただくこともございます。なお、ご質問は本書に記載されている内容に関するもののみとさせていただきます。

問い合わせ先
〒162-0846 東京都新宿区市谷左内町21-13
株式会社技術評論社　書籍編集部
「ニューロテクノロジー」係
FAX：03-3513-6183
Web：https://gihyo.jp/book/2019/978-4-297-10859-5

ニューロテクノロジー
～最新脳《さいしんのう》科学《かがく》が未来《みらい》のビジネスを生《う》み出《だ》す

2019年11月22日　初版　第1刷発行

著　者　茨《イバラ》木《キ》拓《タク》也《ヤ》
発行者　片岡巌
発行所　株式会社技術評論社
東京都新宿区市谷左内町21-13
電話：03-3513-6150　販売促進部
03-3513-6166　書籍編集部
印刷・製本　日経印刷株式会社

ISBN978-4-297-10859-5　C3055　Printed in Japan